U0200273

《伤寒论阴阳图图说》是一部研究《伤寒论》理论体系的著作。它从《周易》原理入手，破释《伤寒论》三阴三阳的命名，创建《伤寒论》三阴三阳图，幷溯其学术渊源，与所涉古训相关篇章分别比较，论证其异同，明析仲景继承、发扬、革新中医学术的内涵，为研究《伤寒论》开辟了新的途径。

本书共三章。第一章《伤寒论》三阴三阳图；第二章《伤寒论》与古典经论比较；第三章伤寒论疑难说要。此书专业性极强，其书第二章的「第三节伤寒论与汤液经比较」，是目前所见对比仲景诸书与《辅行诀》一书理法关系最为深入细致的作品。

伤寒论阴阳图说

【张大昌先生弟子个人专著】

衣之镖 著

该书的论点『在学术理论渊源及其变化、发展方面多有致意，体现了撰著者新的风格、新的思路和新的内容，堪称是研究仲景原论「继承中寓」创新的新篇章』。

——余瀛鳌先生语

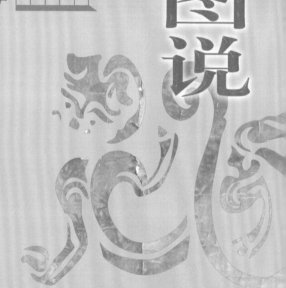

学苑出版社

图书在版编目（CIP）数据

伤寒论阴阳图说 / 衣之镖著. —北京：学苑出版社，
2008.6（2021.6重印）

（张大昌先生弟子个人专著）

ISBN 978-7-5077-3078-4

Ⅰ.伤…　Ⅱ.衣…　Ⅲ.伤寒论-研究　Ⅳ.R222.29

中国版本图书馆 CIP 数据核字（2008）第 072179 号

责任编辑：付国英

出版发行：学苑出版社

社　　　址：北京市丰台区南方庄 2 号院 1 号楼

邮政编码：100079

网　　　址：www.book001.com

电子信箱：xueyuanpress@163.com

电　　　话：010-67603091（总编室）、010-67601101（销售部）

印　刷　厂：北京市京宇印刷厂

开本尺寸：890×1240　1/32

印　　　张：8.5

字　　　数：196 千字

版　　　次：2008 年 6 月第 1 版

印　　　次：2021 年 6 月第 8 次印刷

定　　　价：45.00 元

再 版 前 言

　　《伤寒论》是医圣张仲景所撰的一部阐述多种外感疾病的专著，在中医发展史上具有划时代的意义和承先启后的作用，对祖国医学的发展做出了重要贡献，为后世医家奉为经典。

　　《伤寒论》突出成就之一是对中医方剂学的重大贡献。该书记载了397法113方（因为禹余粮丸有名无药，故实为112首），提出了完整的组方原则。同时，在严格的组方原则下，又有"随证治之"的灵活性，并将八法具体运用到方剂之中。这些张仲景所博采或个人拟制的方剂精于选药，讲究配伍，主治明确，效验卓著，被后世誉为"众方之祖"，尊之为"经方"。

　　但遗憾的是，与仲景撰著《伤寒论》所"论广"之方剂学经典《汤液经》早佚，这成为伤寒学发展史的一重大损失。因而一直以来，关于《伤寒论》处方用药之根源和基础的研究，虽然学说林立，但尚无可靠的古籍资料以验证和解释仲景成熟、系统的经方用药法则。

　　这也成为医学史上的一大谜团。直至1900年，敦煌藏经洞破封，大批古医籍重见天日，其中竟有陶弘景所著《辅行诀五脏用药法要》（下简称《辅行诀》）一卷。此乃陶氏阐发其选录《汤液经》方剂，以及所附自拟（或采集）金石方的学理之书。它归纳了《汤液经》五脏虚实辨证的组方用药，同时明确指出："汉晋以还，诸名医辈，张机……等，皆当代名贤，咸师式此《汤液经》……其间增减，虽各擅其异，或至新效，似乱旧经，仍方园之于规矩也"，"昔南阳张机，依此诸方，撰为《伤寒论》一部，疗治明悉，后学咸奉之。"

基于此，《伤寒论阴阳图说》（下简称《图说》）从《周易》原理入手，不仅破译《伤寒论》三阴三阳的命名，创建《伤寒论》三阴三阳图，溯其学术渊源，还对目前研究甚少但却意义重大的《辅行诀》所着笔墨尤多。同时，与所涉古训相关篇章分别比较，论证其异同，明晰仲景继承、发扬、革新中医学术的内涵，为研究《伤寒论》开辟了新的途径。

《辅行诀》是目前已知记载《汤液经》内容最多的书籍，是研究仲景学说不可多得的历史资料。但是，《图说》在初版时，笔者尚无缘得见更多抄本，仅以本人所存本为据，这对理解学术极为严谨缜密，动一字而牵全局的《辅行诀》而言，则有差之毫厘、谬之千里的影响。而且初版至今已十余年，其间笔者对《伤寒论》与《辅行诀》关系的认识也在与年俱进，研究工作上也取得了重大突破，彻底解决了诸五脏补泻方药物组成的问题，完成了陶氏原作《辅行诀整订稿》和藏经洞卷子

《辅行诀复原校订稿》两种文本。故现对初版《图说》进行补充完善、修订再版，对初版存在的个别图表不精确处、脱文、笔误、错用标点、分段不当、引文不确等问题，也做了相应处理，从而提高了该书的学术质量和可读性，以利于《伤寒论》全面、深入的研究。

此间，学苑出版社陈辉先生和付国英女士，以及出版社其他工作人员，为此书的修订做了大量烦琐细致的工作，给予了大力支持和帮助，在该书即将付梓之际，笔者表示衷心的感谢！

本次修订《图说》的再版，笔者虽然尽了最大努力，仍不敢自信万无一失，望诸读者不吝指教，笔者伸颈引踵以盼。

衣之镖

2008 年 1 月 1 日

目　录

第一章　《伤寒论》三阴三阳图

第二章 《伤寒论》与古典经论比较

第三章　伤寒论疑难说要

题衣之镖医师新撰

《伤寒论阴阳图说》

伤寒蕴义殆无边
仲景名高岂偶然
辨证玄机垂万世
经方奥妙启千年
世多学者求微旨
代有名家注圣篇
更喜君编图说解
医之标范续薪传

冬青斋主人　王雪苔[*]
题于中国中医研究院
2000 年 3 月 22 日

---

* 王雪苔教授系中国中医研究院专家咨询委员会副主任委员、原中国中医研究院副院长；世界针灸学会联合会第二届主席、终身名誉主席；中国中医药学会顾问。

序　一

　　东汉张仲景所著《伤寒论》是我国传统医学的奠基名著，后世注本及研究性著作多达五六百种，数量之多，不仅为医学之冠，也是其他中外古籍注本（包括不拘学科、不拘书名的任何一种名著注本）所难以比拟的。

　　对于这具有重要学术临床价值的经典医著，清代柯韵伯《伤寒论翼》尝谓："世之补《伤寒》者……不出二义：一则因论本文为之注疏，犹公、谷说《春秋》也；一则引仲景之文而为立论，犹韩婴说《诗》而为外传也。"这反映了后世学者研读《伤寒论》的主要著述风格及内涵。

　　多年来，河北威县衣之镖先生在研读《伤寒论》多种注本及历代相关文献的基础上，针对《伤寒论》理论体系——"三阴、三阳"，融汇阴阳五行学说、辨证论治的思路与方法，并联系秦汉时期的儒家易理，昭示《伤寒论》中三阴三阳辨证的理论渊薮，所撰新篇，针对仲景原文拟图论说，力求将《伤寒论》阴阳及辨证中的玄奥隐旨予以阐析，"使三阴三阳时间化、方位化、数量化、乃至立体化、动态化"（引文见本书作者《自序》）。

　　书分三章，包括"《伤寒论》三阴三阳图"、"《伤寒论》与古典经论比较”及“《伤寒论》疑难说要”。在学术理论渊源及其变化、发展方面多所致意，体现了撰著新的风格、新的思路和新的内容，堪称是研究仲景原论“继承中寓创新”的新篇章。

现值此书将在香港银河出版社*付印之际，谨书上述杂感以为序。

国家古籍领导小组成员
中国中医研究院学术委员会委员
中国中医研究院文献分会主任委员

余瀛鳌

2000 年 2 月

---

* 此序为 2000 年初版时序。此次为重校增订版。

序 二

祖国传统医学，渊远流长，古代宇宙观和科学观的思想基础，对其理论体系的形成和发展，有着深刻的影响。汉代儒家易理自然哲学观，与当时成书的《伤寒论》必然存在着千丝万缕的关系。因此，用当时的文化知识考察、研究《伤寒论》，无疑是一个适当的视角和大有作为的途径。

河北威县衣之镖先生，从事中医临床，酷爱祖国传统文化，以继承和发扬传统医学为己任，在中医事业的领地上，默默地耕耘，鞠躬尽瘁，数十年如一日。读其近作《伤寒论阴阳图说》书稿，颇有博大精深、高屋建瓴之感。此书治学严谨，内容新颖，资料翔实，说理精密，文笔通畅，图文并茂，若非有坚实的医、文、哲、史基础者，断难为之；不具大胆创新、不畏艰辛、自强不息精神者，断难为之。

书中《伤寒论》三阴三阳图的拟作，思路明晰，推衍准确，逻辑性强；对《伤寒论》学术渊源的探索，论据充分，剖析客观，实事求是；尤其把敦煌医学卷子《辅行诀五脏用药法要》作为深入研探《伤寒论》学术的历史资料，更是别具一格，是目前为止在这方面最有成就者；对《伤寒论》疑难要题的破释、立说与三阴三阳图前后呼应，与《伤寒论》原文丝丝入扣，且理不偏倚，验皆亲经。纵观全书，尽管它不是完美无缺和十分成熟，但确是有独到的见解，可以自成体系，不愧为医苑之奇葩，当代之佳作，古为今用之典范。

《伤寒论阴阳图说》之问世，在连接古代自然哲学和古代天文气象学与医学的桥梁上，迈出了扎实的一步，把古代阴阳学说和五行学说有机地结合，不仅为《伤寒论》的研究和运用拓宽了道路，同时对传统医学的基础理论和伤寒学的自身发展，不无裨益和启迪。值此中医正处'早春的事业，晚秋的学术'的时代，更具进步意义，真乃医界一大幸事！

题云：物华天宝日，人杰地灵时。是为序。

中国中医药学会第三届理事
中国中医药学会甘肃分会副会长
原甘肃省省中医院院长、中医学院副院长

贾　斌

2000 年 3 月 18 日

序 三

  河北威县衣之镖师弟，心广体胖，憨厚纯朴，聪颖好学，性格内向而又硁介不阿，不唯权势，不图金钱，少于社会交往，在诸多方面，颇有金元名医罗太无先生之风范。他常以"进德尚乾，修业贵勤，治学求实，施术宜慎"自警，为中医学术投入了半生精力。他嗜书如佳肴；阅览医著之多，难以数计；他遍求名师耆宿，广交医学同道，其不耻下问，谦而不傲之品行，又似太无先生所不及。

  先师张唯静先生，乃官宦世医之后，晚清御医刘芷田先生之外戚，得以秉承两家之学而为业，笃信佛教。他聪敏超人，过目不忘，于诸子百家，无不精通。青壮年时期，通过其恩师，原中国佛教会副会长释正果法师，及其二姐丈，原北京空军司令部副司令员姚依克上校的引荐，结识了不少医学大方之家，与他们研探、切磋了大半生。张老晚年撰著《经法述义》一部（未刊行），是他毕生致力于经方研究和实践经验的结晶。张老将家藏敦煌文物孤本《辅行诀五脏用药法药》一卷，无私地奉献给了国家，可见张老品德之高尚。师弟衣之镖，深得老师学术精华，为众师弟中之佼佼者，可谓其学有所承；先师硕果累累之学业，可谓后继有人。

  《伤寒论阴阳图说》为衣之镖师弟之力作，他沉潜苦学，熔《内》、《难》、《伤》、《金》、《法要》于一炉，反复比较、详细论证，立仲景理论体系之新说，可以启发学者思路，引导治《伤寒》者由堂入室，读者不可小视。诸君开卷细读，可知我言之不谬，非有意为师弟说项。谨以此文，以代诸师弟为之序。

范志良
2000 年 4 月 30 日于河北广宗

自　序

汉末张仲景之《伤寒论》，素以言简义奥，法精而详称著。赵宋以来，被医家奉为外感病之经典，与其《金匮要略》并为经方之祖，治其学者，代不乏人，探其理者谓有曲径通幽之妙，验其方者谓效有鼓桴之应。明清之际，伤寒学派迭起，因各持一隅而难成一统之说。

现代科学昌明，且日趋辨证综合，与古老的国医论理思维，竟相去无几，若合一契。

此乃伤寒学派统一之历史机遇，幸甚！

然则欲得其珠，当先探骊，而理论体系问题又首当其冲。

《伤寒论》之理论体系，谓之三阴三阳，若不识此，则难免仍陷于闻钟揣龠之争。

余以为汉代儒家易理，及阴阳五行合流之论，当为张仲景理论之渊薮，乃据鱼求筌，执兔寻蹄而准之，使三阴三阳时间化、方位化、数量化，乃至立体化、动态化以添续貂尾；并将《伤寒论》与其所本古训相比较，以察其异同；更择《伤寒论》中疑惑隐晦要题，试以所拟图理解说之；或间以临床实践验而证之，草成三章，合为一册，自美其名曰《伤寒论阴阳图说》，献芹诸医界同仁。

余本草泽小医，才驽识浅，一己之见，贻笑大方，企望明哲教正。

衣之镖
己卯年五月望日于威县中医院

导　言

东汉末年，我国第一部中医辨证论治的医籍问世，它就是张仲景的《伤寒杂病论》。

该书问世之时，正值群雄割据，连年战争，烽火四起之际，学术之传播十分艰难，况得其书者，亦"多秘仲景要方不传（唐代孙思邈语）"，致使该书散佚不全，几于湮没。

至晋代太医令王叔和出，乃搜集整理出该书的伤寒部分，编次成册，名为《伤寒论》。至北宋治平二年（公元1605年），林亿等人重新校正《伤寒论》，作为太医局的教科书，并由官方推广。从而《伤寒论》得以广泛流传，备受重视。由于此书具有很高的实用价值，被视为经典，张仲景亦被尊为医中之圣。自宋迄清，考据者有尊、贬叔和与自立主张之异；注解者有按部位、按经络、按运气之别；整理者有类方、类法、审经之差；说病因有纯寒、兼风、兼六淫之分；论使用者有专治外感、兼治杂病之争。到了明清之际，已形成了多种不同的学派。

当代研探《伤寒论》者，仍是层出不穷，对各派论争的一些问题，尚未完全形成一致的看法。近年有人撰文综述对《伤寒论》的研究尚有：经络说、脏腑说、气化说、地面说、六部说、形层说、三焦说、阶段说、病理层次说、阴阳胜复说、位向性量说、八纲说、证候抽象说、症群说、综合体说、治法说、六界说、六病说、环节说、时空说、阴阳离合说、《周易》太极说、体质说、系统说、集论说、病理神经动态说、高级神经活动说、模糊聚类说、二值逻辑三维说、六经非经论；及伤寒六经与抗损伤的反应过程、伤寒六经与应激说、伤寒六经与时间生物学、伤寒六经与逻辑学、伤寒六经与自然辩证法、伤寒六经与哲学、信息数学、伤寒六经与三论，凡四十余种学说。可见其研究现状。

《伤寒论》全书大约只有三万多字。据说历代研究《伤寒论》的书籍有八百余种，现存的书籍有六百余种。一本小册子竟导致古今学者如此地绞尽脑汁，反复咀嚼，论争不休，实为医学史上一大奇观。

面对研究《伤寒论》的历程和现状，笔者颇多感触。对古今学者们为求知而不懈努力的精神赞叹不已，并从诸多学说中得到了不少有益的启示，但最多的还是不安和彷徨：因为诸多学说之间，多见观点之异，难得理论之趋同。

作为一个中医临床医生，多么渴望《伤寒论》有一个能使人人信服的理论体系！

临渊羡鱼，不如退而结网。

于是笔者开始了对《伤寒论》理论上的思考。

笔者认为，《伤寒论》作为一部临床专著，其实用价值已被近两千年的医疗实践所证实，但原书对指导理论的阐述甚少，显得扑朔迷离，导致了各家对其理论的探索和研究。而研究者多从个人的或所处时代的眼光着手，故各人有各人的张仲景，各家有各家的《伤寒论》。

要想了解《伤寒论》的理论体系，就应该把眼光投向张仲景生活的时代，了解当时的社会意识形态和学术思想的主流，掌握《伤寒论》产生的主、客观条件，避免管窥蠡测，才能使仲景之学返璞归真，接近仲景本意。否则，一切研究和探讨难免陷入困境，或进入歧途，继承和发扬仲景学术思想更是无从谈起。

《伤寒论》理论问题争论的焦点是三阴三阳的实质。这个问题一旦得到解决，《伤寒论》的理论体系自然会水落石出。

汉代文化的主流是《周易》的思想和"天人合一"的观念。当时阴阳学说和五行学说已臻成熟，元气学说的建立，又促进了阴阳学说和五行学说的合流，这是《伤寒论》时代的文化背景。故《伤寒论》的三阴三阳应该是具有当时文化特点的三阴三阳。

中医学的经典著作《内经》与《周易》同出一个时代，有许多相通之处，特别是它们都以古代天文气象学说为基础。故用古代天文气象学说，揭开《伤寒论》三阴三阳神秘的面纱，应该是一种正确可行的方法。

这本小册子中《伤寒论》三阴三阳图的拟作，以及对《伤寒论》几个重大问题的探讨，正是应用这种方法的初步尝试。

古代天文气象学说，在汉代已形成了较为完备的理论体系。笔者认为，尽管它不会完美无缺，但在一些重大问题上已有了较为精细的内容，如认为一年日数为 365.2502；一月日数为 29.5308；日食周期为约十一年中有 23 次日食；以及二十四节气的完善、岁差的发现等等，已有了与现代科学基本一致的认识。

本书为了达到简明易懂，特别是帮助不熟悉古代天文气象学说的读者理解本书，在不违背传统理论和精神的前提下，借用了一些现代科学知识，这是科学逻辑所允许的。

本书在以天文气象学说完成《伤寒论》三阴三阳图的拟作之后，首先对《伤寒论》理论的本源和特点进行了探索，即将《伤寒论》与《内经》、《难经》、《汤液经》的有关内容相互比较；然后运用三阴三阳图理，破译《伤寒论》中几个疑难要题，建立相应的说法，并以笔者的临床治验彰明其用。

衣之镖

第一章　《伤寒论》三阴三阳图

第一节　三阴三阳图的拟作思路

一、张仲景的儒家思想

张仲景，汉书无传，《名医录》说他"举孝廉，官至长沙太守。始受术于同郡张伯祖，时人言，识用精微过其师，所著论，其言精而奥，其法简而详，非浅闻寡见所能及"（宋《伤寒论》序），可知张仲景是一位有较高文化水平的人。在那个罢黜百家独尊儒术的朝代，身为长沙太守的张仲景必然会受到儒家思想的熏陶，有牢固的儒家思想根基，否则长沙太守的职位是不会与他有缘的。

《伤寒杂病论·自序》云："怪当今居世之士，曾不留神医药，精究方术，上以疗君亲之疾，下以救贫贱之厄，中以保身长全，以养其生。"其结语云："孔子云：生而知之者上，学则亚之，多闻博识，知之次也。"这正是儒家仁、义、忠、孝思想和儒教认识论的写照。

尽管有关张仲景的史料不多，也可以据此推断：张仲景的儒家思想是非常浓厚和牢固的。

二、汉代易学特点述要

《易经》是西周末年的一部古代自然科学和哲学的典籍，是商到周朝自然科学、社会科学及哲学的总结。

相传伏羲氏绘八卦，周文王作卦辞，周公著爻辞，春秋时期的孔子撰《易传》。《易经》和《易传》合称《周易》，《易传》是以阴阳、五行学说对《易经》的注释和发挥，对《易经》的发展起了重要的推动作用。

我国古代文化的思想流派，莫不与《周易》有关。儒、道及包括医家在内的诸子百家都与《周易》有着不解之缘，尤其儒教，其始祖是《易传》的作者孔子，而有人称《易》为儒家之祖，更具亲缘关系。

不知《易》不足以言儒；不言儒，不足以论仲景。

因此，了解汉代《周易》学说，是了解张仲景及他的医学理论体系的先决条件。掌握汉易体系特点，并以此作为出发点和方法论，是研究《伤寒论》的有效途径。

由于现存最早的《伤寒论》是宋代林亿等据晋代王叔和所编次的《伤寒论》所校订，故了解《周易》学说情况的年代，应下延至晋。

汉代是研究《周易》颇有成就的时代。易学家们大多治学严谨，对《周易》的考订、训诂做了大量工作。汉易很注重《周易》本源的研究，以象数学说为主流。

《周易》是古代先民"仰观天文，俯察地理"的总结。探索《周易》本源，从天文地理入手，运用四时八节的气象规律进行阐述，无疑是一个正确的途径。汉末孟喜、京房的卦气学说即是这种研究方法的典范，他们用十二辟卦阐述阴阳消息和五行生克的客观依据，为易学的发展做出了突出的贡献，在当时具有很大的影响。

汉代元气学说的建立和发展是研究《周易》学说掀起高潮的动力。刘歆《三统历》提出了"太极元气，函（含）三为一"这一重要命题。魏国孟康发挥其说，提出"太极生两仪，一分为二乃为三"。促进了阴阳学说和五行学说交流和互相渗透，圆满地解决了原始而各自独立的阴阳、五行学说对世界物质本源认识的矛盾，形成了对宇宙认识的稳定构架，有不可否认的积极作用。

　　著名的"天人感应"学说倡导者董仲舒，对阴阳五行学说的应用和推广起了重要作用。"天人合一"学说的思想不但把阴阳五行作为自然现象的理论，而且辐射到社会现象的各个角落，甚至推向了道德意识结构和政治上的改朝换代。毋庸讳言，"推天道以明人事"思想方法的无限泛滥，势必将易学和阴阳五行学说引入歧途。汉代五德始终学说的盛行，使汉易的科学性大为减色，但它仍不能掩盖其积极的方面。中医学的整体观念、脏象学说、经络学说等，就是运用"天人合一"思想相当成功的典范，这当然不可与五德始终学说同日而语，否则就会鱼龙混杂，良莠不分，失去中医文化的精髓。

　　汉代的象数学说，是用《周易》形象的比喻来阐述道理的，研究对象主要是《周易》的本体，及产生和运用《周易》研究事物的规律。其思维方法往往要升华到数学的高度，形成了一套复杂、麻烦的运算推衍程序，令人有玄虚之感。这不能说不是一种弊病。

　　魏国王弼（公元226～249年）一反汉儒重象数的学风，提倡重义理的研究，他在《周易略例》中提出得意忘象的观点。他说"夫象者，出意者也；言者，明象者也；故言所以明象，象者所以存意，得意而忘象"。'言'指《周易》的卦辞和爻辞；'象'指卦画或爻画之形象；'意'指卦辞和爻辞的含义，阐述了言、象、意三者的关系，为研究《周易》开辟了另一途径，为后世的义理学派之开山。义理学说简明直观，重点突出了易学要旨，对象数学派起到了补偏救弊的作用。

　　综上所述，张仲景和王叔和生活的时代，正是易学飞跃发展的时期。董仲舒的"天人合一"观点；刘歆"太极元气，含三为一"的法则；孟喜、京房的"卦气学说"及王弼"得意忘象"的认识，是构成汉易特点的要素。这些思想很容易被张仲景和王叔和接收，渗入到《伤寒论》中来。《伤寒杂病论·自序》云："天布五行以运万类，人禀五常以有五脏，经络俞府，阴阳会通，玄冥幽微，变化难极。"笔者以为此处的经络俞府，阴阳会通，所指即是阴阳和五生的融会贯通，是张仲景阴阳五行合流思想的纪实。张仲景的阴阳五行合流思想由此可见一斑。

本书正是以这些思想和方法作基础，来拟作《伤寒论》三阴三阳图的。

三、阴阳五行合流简释

阴阳五行的合流思想，可以上溯至春秋战国时期，以齐国邹衍为代表的哲学家们，把原始的阴阳和五行结合起来，成为阴阳五行学说。

西汉一代大儒董仲舒完成了易学与阴阳五行学说的全面结合，他说："天地之气，合而为一，分为阴阳，判为四时，列为五行。"明确提出了阴阳与五行的关系：五行是阴阳二气所生，五行是阴阳二气的物质所形成；五行内包含着阴阳，阴阳通过五行得以体现。这种关系构成了阴阳五行相互交融一体的宇宙图式。

图1

所谓"天地之气"即宇宙间万事万物阴阳两个方面的"气"，"合"是阴阳交合运动；"一"即一元之气，它是易学中太极的内涵，为太极之象（见图1）。

太极内涵元气，然而，没有阴阳的交合运动，则寂然无物（气），无所谓气。从元气角度说，它由阴阳合一而成；从阴阳角度说，元气可分为阴气阳气两类表象，即易学中的"太极生两仪"，用图像表示如图2。

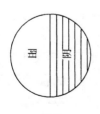

图2

上述太极分两仪（阴阳）的过程中，产生了阴和阳的中间状态，即图2中阴阳的分界线，这就是刘歆所说的"太极元气，含三为一"的内容。

这一条原理十分重要，是下面阐述"（阴阳）判为四时，列为五行"的方法。

要想明白这两句话的含义，应结合古代观象授时的斗建系统去理解。

古人按照北斗七星围绕北极星运转一周为一年，和"斗柄东指，天下皆春""斗柄南指，天下皆夏""斗柄西指，天下皆秋""斗柄北指，天下皆冬"（《鹖冠子·卷上》）的规律，产生了四季对应四方的概念，即春东、夏南、秋西、冬北。由于北斗的运动是以北极星为中心，对应到地面上，则为观察者的位置；北斗运动所形成的圆圈即北极圈，对应到地面上则是观察者的视力圈；北极圈即易学中太极的形象；北斗的运动即元气的形象。

由于一年中有春温、夏热、秋凉、冬寒的规律，而在阴阳学说中，温热属阳，寒凉属阴，故可以说春、夏属阳，秋、冬属阴。四时类归阴阳，阴阳化分四时，即"分为阴阳，判为四时"之意。

"列为五行"是承接上句之意，阐明五行和阴阳的关系。

夏天炎热，像火之用，故夏南属火；冬天寒冷，像水之冷冽，故冬北属水。这是气候差异最明显而易被人们觉察的问题。

夏火属阳，冬水属阴。水火是最明显的阴阳征兆。水火为一对阴阳。

由于我国自古代就是农业国，先民以农为生，种植为业，植物多是春种秋收，春苗秋实。民以食为天，播种和收割是人们最关心的问题。植物春生，乃生长之象。秋割乃肃杀之象，故以春东属木，秋西属金；生长为阳，肃杀为阴。东木属阳，西金属阴，这是从植物生长过程中总结出来的一对阴阳。

写到这里，读者可以回忆一下《素问·阴阳应象大论》和《素问·天元纪大论》中的几句话："左右者（东西），阴阳之道路也；水火者，阴阳之征兆也。"；"金木者，生成之终始也。"这三句经文正好也可用上面四段文字注释。可见《素问》与董氏思想同出一辙。

下面继续说五行中"土"的问题。

四时四方，和木、金、火、水相对应，是两对阴阳。以"太极元气，含三为一"，的原则看，两对阴阳必然都有各自的分界线，即金木的分界线为水火，火水的分界线为木金，两条分界线的交叉点即是它们的共同分界点，这个点即太极元气的中心点，这个点就是五行中土的方位。

《内经》中有"土居中央以灌四旁"和"土主长夏"两说。前者以方位言，后者以四时论，后者为前者之变说（将在第三节"二"中讨论），先按前说阐述。

土作为金木、水火两对阴阳的共同分界点，既不属阴，又不属阳。或者说一半属阴，一半属阳。在四时中，它是其他四行之生源和归宿，即所谓万物生于土归于土。在方位上，它不属四旁，为四方之始点，即所谓无中点不能定四方。

土的上述特性，规定了它在五行中的特殊地位和作用：它无时、无方、无位，但可包容一切、高于一切、派生一切。

然而土还有更深层的含义。土居中央，可以对应天上的北极圈和地上观测者的视力圈。但北极圈的中点是不固定的，即所谓的北极星不是固定的一个星体。这一问题，已被汉代"太极元气，含三为一"的提出者刘歆所认识。尽管当时的认识是粗略的，但毕竟是对东晋虞喜的岁差说起到了启示作用。现代的北极星是勾陈1，它作为北极星只有1000年的历史，1500年以后，它将让位于仙后星座γ星，5500年之后又将再让位于仙后座α星，11600年之后，织女星便成了北极星，23000年之后现代的北极星又再次成为北极星。诸多北极星都是不同时代北斗七星运动的中心，围绕诸多中心的轮回运动，又形成了一个圆形轨道。

这个圆圈内空无物（实际上不会无物，因为认识在不断地更新）而没有星辰。没有星辰的运动就没有气，没有气就无生无化，它相对太极圈而言，则是一个无极圈，易学中之无极，本源于此。所谓"无极而太极，太极生两仪"，就是无中生有，这个无极是产生太极之处。无极是太极的前代，太极是无极的子代。

无极是不可琢磨的和没有什么可供琢磨的（现在），比太极的内空无物更胜一畴。

无极和太极这些实幻（或根本没有）不定的概念，是中国古代哲学理论的至高点。

经云："阴阳不测谓之神。""神"的概念在五行学说中即是"土"。这颇有现代科学中模糊系统的测不准原则的意味。

阴阳五行合一的模式，可用图3表示。

董仲舒仅用二十个字，就表达了他阴阳五行合一的思想，可谓精辟至极。而且它与老子《道德经》中"无名天地之始"和"道生一，一生二，二生三，三生万物"这十九个字的意思，基本相同。

老子为道教之祖，《道德经》既然与阴阳五行合一思想有所共

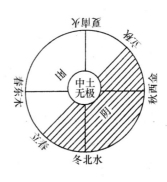

图3

识，则阴阳五行合一的思想在道教学说中也会有所反映。东汉道教谶纬学的风行，正是受这一因素影响的表现。孟喜、京房的卦气学说，也有谶纬学的成分，这是儒道相互渗透的结果。但是张仲景的思想仍属儒教。陶弘景在论《伤寒论》方名时说"（仲景）避道家之称，推主为识"，虽然此说不无可议之处（详见第三章第四节"五"），但他认为仲景不属道家。言外之意，仲景当为儒医。所以说仲景之学与谶纬学说无关。

四、宇宙万物运动的模式

汉代为五行学说盛行的时期，五行生、克的内容已经完善，与阴阳学说合一，更加客观的说明了宇宙万物的运动规律。阴阳的相互消长，木、金、土、火、水的运行，都反映着事物运动变化的周期性。而合二为一的阴阳五行学说，把五行中土的位置陈列在中央，打破了五行封闭式循环的格式，使之成为一个生动活泼的模式。

五行中木、火、土、金、水的相生序列，反映了事物生、长、化、收、藏的规律，即一切事物从发生到衰亡的过程。五行的相生是五行之间相互促进、相互资生的关系。其中木生火是发生到全盛的阶段；金生水是由衰败到灭亡的阶段；水生木是由终结到新生物发生的阶段；火生土和土生金，是由生长过渡到衰亡的阶段；土是其中间环节。这中间土还孕育着下一代的因子。

以种植业规律为例：由芽苗的出土到枝叶繁茂，是木生火之象；由枝叶繁茂到果实成熟是火生土之象；由果实成熟到枝叶枯萎、收割是土生金之象；收割之后籽粒、禾草被贮藏是金生水之象；将贮藏的籽种再播入土壤中，是水生木之象；其中果实成熟期是由繁茂到枯萎、收割的过渡时期，果实可作为种子种植下一年的作物，故谓土中孕育着下一代的因子。

五行中木克土、土克水、水克火、火克金、金克木的关系，是事物统一体中相互制约和抑制的关系。这种关系是事物在发展过程中，能保持相对稳定阶段的原因。其中金克木是事物初始阶段的自身限制，木得金而伐，木不得金之削伐则不足以成材；水克火是防止事物超盛过亢的机制，火得水而灭，火不得水之滋泽则于事无济；火克金，是对事物异常衰败趋势的制约，金得火而炼，金不得火炼则难以成器；土为事物的整体，又孕育着下一代新事物；木克土，是事物的初始就规定了它必然要走向灭绝，同时也表达了事物之初生，即是对上一代事物的破坏和否定；土得木而疏，则生机盎然，不得木则寂然而止；水在五行主藏，是事物发展的灭绝阶段，至此阶段即将生出新的事物，由绝到生这个过程，也是通过土这个中间环节来完成的；土克水，即是水得土而绝，水不得土则泛滥难收。

仍以种植过程为例：收藏的种子播入土壤，胚基化生为芽，芽苗一出土，即是对上一代种子的破坏，为木克土之象，而且它也开始了由生到亡的生命历程，这是土克水之象；植物有节制的生长、生而壮、壮而花、花而果、果而实是水克火之象；枝干柔而不折，叶茂而不黄，花鲜而不萎，果坚而不破，子满而不秕是火克金之象；枝干壮而坚，花蕾放而渐萎，果结则叶衰花落，子实则果老，是金克木之象；芽发而种甲破，破土生芽而籽种即逝，为木克土之象；收藏的籽种下播于土，胚基化生为芽是土克水之象。

五行相生相克的关系是事物统一体内正负（阴阳）两种势力相互作用的表现，无生则无变，无克则不化。相生序是子行对母行之否定；相克序是本行对所克行的否定。每一行都有两次受到否定，如木在相生序中受到火的否定，在相克序中又受到金的否定。五行各自的两次否定，构成了事物整体的两次否定。

现代哲学认为，事物出现两次否定就会出现和肯定相似的特征，出现对否定之否定的结果，也就是周期性。

仍以种植业为例：种子的发芽出土，是对埋在土壤里种子的否定。随着植物的生长，渐至成熟，结籽收割的肯定过程，又进入被否定阶段。种子的收藏标志着第二次否定已完成，即子粒已恢复到第一次否定的东西——种子。第二次否定的结果，是再将所收获贮藏的种子播入土壤，完成了一个种植周期，开始了下一个种植周期。而这种转变，是通过播种这一中间环节来完成的。

然而第二个种植周期并非第一个种植周期的简单重复，它虽然与第一周期有相似之处，但它已不同于第一周期。这是因为它既继承了第一周期的部分特点（五行相生克的肯定因素），又有它自身的特点（五行相生克的否定因素）。它是一个新生的事物，与上一代事物有所区别。第二次种植周期的植物生长过程，在植物的形态、质量、数量上都与上一代有所不同，是前代对后代的肯定，后代对前代的否定。这是事物发展变化的规律。

在阴阳五行合一学说中，五行之土，在事物自身发展过程中，既是生克两方面的共同环节，又是转变为下一代新事物的中间环节，因此它具备了事物发展过程中两个周期中间环节的双重特性。

任何事物都有它的发生（起始点）、壮大（全盛）和衰亡（终结点）的各个阶段，而这个过程中间包含着多个发展小周期。事物发展到衰亡阶段之后，就产生了下一个新事物，开始了新的发展变化历程，从而构成了宇宙万物运动的变化，形成波浪式或螺旋式进展的模式。

因为事物的发展是随着时间的推移而进行的，时间的一维发展，形成了事物运动发展的不可逆性。

阴阳五行合流学说中，土的位置在中央，按照时间一维发展的次序，五行生克表示事物发展各阶段的时位如图4。

图4用实线箭头表示五行相生序，虚线箭头表示五行相克序。在相生序中，圆周上由火位到金位是空虚的，是圆周的缺口部分，在相克序中，圆周上只有由木位到水位是单虚线，它处均为双虚线，因此从木位到水位也可视为缺口（势力薄弱）部分。必然在此两处出现缺

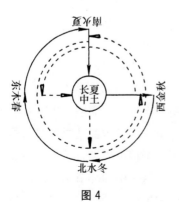

图4

口的原因，是由于虚实线箭头的方向，是根据"天一生水"的原理，皆始于冬水北。物以生为顺，克为逆，故以顺时向示生，逆时向示克而然。

在表示事物一个完整运动周期的圆周上，所出现的缺口是事物发展过程中两次否定的形象，出现两次否定后，即又开始了下一代事物发展的过程。所以我们完全可以把它理解为一个波浪式或螺旋形进展的立体模式。又因事物都有它的发生、壮大和衰亡，故螺旋形模式用球形表示，如图5。

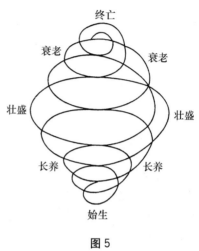

图5

第二节　三阴三阳图的拟作

一、伤寒病的内涵

《伤寒杂病论·自序》云："余宗族素多，向余二百，建安纪年以来，犹未十稔，其死亡者，三分有二，伤寒十居其七"，可以推算出仲景宗族中患伤寒致死亡者，平均每年不下十余人，约占总人数的百分之五以上。可知"伤寒"病为死亡率很高的传染病。

《伤寒杂病论·自序》还说："卒然遭邪风之气，婴非常之疾"，可知伤寒病不但是一类传染病，而且是一种急性外感病。综上所述，伤寒是一类死亡率很高的急性传染性外感病。

《难经·五十难》曰："病有虚邪，有实邪，有贼邪，有微邪，有正邪，何以别之？然：从后来者为虚邪，从前来者为实邪。从不胜来者为贼邪，从所胜来者为微邪，自病者为正邪。"

《难经》之五邪，是按五行生克关系而定"邪"名，从生我者处来者（后）为虚邪；从我生者处来者（前）为实邪；从克我之处（所不胜）来者为贼邪；从我克之处（所胜）来者为微邪；邪从自起者为正邪。由五行的生克关系说明'邪'之来处与对病处危害的程度：所不胜处来者为邪有克伐我处之力，残削之甚，故为贼邪；从生我处来者，为挟有生气之邪，虽邪入而易退，故为虚邪，它邪可以类推。

《伤寒论·自序》既云"卒然遭邪风之气"，其病死亡率很高，其所感受的"邪风之气"（在古代，风曾一度被认为是一切致病因子）应该是从克我之处来的"贼邪。"

众所周知，《伤寒论》中所用药物以温热之品居多，其治则亦以扶阳为第一要务，正所谓"保得一分阳气，便有一分生机"。这固然与《周易》尊阳卑阴的思想有关，但同时也说明伤寒病为阳不胜阴的疾病。

《素问》云"水火者，阴阳之征兆也"。水和火是自然界最显现的一对阴阳，水属阴，性寒；火属阳，性热。在五行相克关系中，水能克火。由此可知，伤寒病所感受的"邪风之气"应该为寒水之邪，所伤者当为阳热之气，《伤寒论》的用药特点及治疗大法充分说明了这一点。

根据《内经》"邪之所凑，其气必虚"的道理，可以认为伤寒病是阴寒之邪超过了人体阳气最大阈值所发生的一类疾病，这是伤寒病的主要特点。

如此说来，伤寒病就是伤于寒水（或称阴寒）之邪的病了，伤寒病的证状应该与它邪无关。

但是，问题并非如此简单。

人体发生伤寒病后，随着时间的推移，必然有所变化。这种变化即是伤寒的病理程序。在发生——发展——终结的整个病程中，必定要受因时间变化而产生气象（人体时位的气化）变化的影响。一年中的气象变化为风、寒、暑、湿、燥、火的变化，即四时八节之气的变化，一日中亦有相应的四时八节之气，因此，在整个伤寒病程的各阶段，会出现因它气与寒邪相结合而出现的证状，甚至有时它邪的作用成了主要方面，所以，伤寒病的致病因素可以兼及它邪。

笔者以为《伤寒论》的三阴三阳辨证包含着这一问题。

《伤寒论》是以伤于寒水之邪为起始点，兼论它邪致病，亦即伤寒病的含义由狭义外延为广义。

但问题是否可以就此了结呢？不，还有一个伤寒与内伤病的关系问题。

外感之邪侵入人体后，作用于五脏六腑、十二经脉及脏腑、经脉所属的官窍百骸，而发生相应的变化，这是外感邪气损伤人体正气的结果。尤其是有宿疾之人，或患伤寒病之后遭误治者，更易出现以正气虚损为特征的情况。它虽然不是因七情失度，饮食不节，劳倦房室等病因而形成，但它与内伤病有共同的病理机制和临床表现。因此，伤寒病还包容着一些所谓的内伤杂病成分。《伤寒论》原名《伤寒杂病论》或缘由于此。

综上所述，伤寒病是外感阴寒之邪，超越了人体阳气最大阈值而发生的一类疾病。在伤寒病的发展过程中，可以兼有它邪，也可以出现与内伤杂病雷同的病理表现。正因如此，《伤寒论》的辨证体系既不是六气（六淫）体系，亦非五脏体系，也不是经络体系，更不是其他别的体系，而是运用了三阴三阳这一辨证体系。

涵鸡之鼎，难以用于烹牛。只有三阴三阳体系才可以包容一切，融合一切，使之浑然一体，不着痕迹。这正是《伤寒论》以三阴三阳辨证分篇的原因，同时这也正是它的成功之处。

二、天地体用阴阳图

欲知《伤寒论》的三阴三阳，应先了解天地阴阳。

这是"天人相应"说所需要的。

我国的地理位置和形势，形成了我国天气物象变化的特点，而四时气象的特点，又取决于太阳照射的情况。这正是《周易》阴阳思想的客观依据。

我国地处北半球，受太阳辐射强度的差异较大，由于南近赤道，北临寒带，形成了南热北寒的特点；由于受地球围绕太阳公转的影响，又有明显的夏热冬寒现象。

在一年中，夏至日地面接收到的阳光最强，冬至日最弱。自冬至日到夏至日是阳光递增的阶段，故易学称之为"冬至一阳生"；自夏至日到冬至日，是阳光渐弱的阶段，在易学中称之为"夏至一阴生"。这是以所受阳光量来分阴阳，其形象如图6：

根据有一分光，便可发一分热的道理，天气最寒和最热的时间应在冬夏二至。但是由于寒热的积蓄作用，一年中天气温度最高和最低的时间，并不在二至日，而在其后的大寒到立春和大暑到立秋，如《素问·脉要精微论》云"冬至四十五日，阳气微上，阴气微下；夏至四十五日，阴气微上，阳气微下"，又如《素问·至真要大论》所云"寒暑温凉，盛衰之用，其在四维……春、夏、秋、冬各差其分……差有数乎？岐伯曰：又凡三十度也"，都是对这个问题的表述。

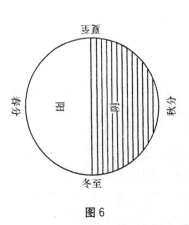

图6

由此可知，从立秋到立春是

天气温度渐减的阶段，属阴；从立春到立秋为天气温度渐增的阶段，属阳。故以天气之热量分阴阳，则应如图 7 所示：

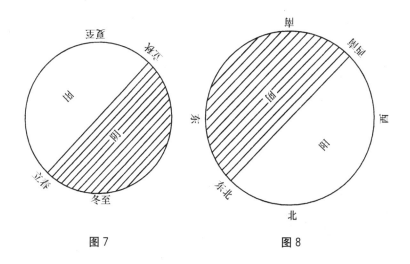

图 7 　　　　　　　　　图 8

　　因为天气取决于太阳的照射，光量是天气的本体，故图 6 可称天气本体阴阳图。光量之作用为发热，热量为天气之作用，故图 7 可称为天气作用阴阳图。

　　我国之地理形势为东南低下而西北高亢，如《素问·五常政大论》所言"天不足西北""地不满东南"。由于水性趋下，故江河多发源于西、北而流向东、南，归入大海。

　　地球以水的面积最大，谚云"三山六水一分田"即是其义，故水是影响地之气的主要因素，而水湿的分布是由地势之高下所决定。

　　天气的春、夏、秋、冬之序，是因太阳视运动自左而右的方向（即顺时针方向）而运动，相对地球而言，则为自右而左的方向（逆时方向）而运动。故地气的变化亦以逆时方向为序。

　　由于西、北地势高亢，东、南地势卑下，而高亢为阳，卑下为阴，故就地势而言，则西、北为阳，东、南为阴，如图 8：

地势之卑亢为地势之本体，故图 8 可称作地气本体阴阳图。

高亢之地水湿少而气刚燥，卑下之处水湿多而气柔湿，西北多沙漠为气刚燥之极，为气柔湿初生之处（为大江大河发源之地）。逆时向而言，则由西北而西，而南至东南，气趋向柔湿，

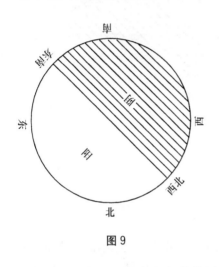

图 9

为阴；东南多沼泽乃极柔极湿之地，为刚燥之始（南方乃火热之处，《易·说卦》云：燥万物者莫熯乎火），逆时向而言则自东南而东，而北至西北，气趋向刚燥，为阳，如图 9：

燥湿刚柔是地形对水流影响所起的作用，故图 9 可称为地气作用阴阳图。

天气之寒热决定于太阳之光量，地气之燥湿刚柔决定于地势之卑亢，燥湿为寒热作用于水的显现。因天气为地气之主导，地气为天气之从属，天地对比，则天气属阳，地气属阴。这是《周易》尊阳卑阴思想的客观依据。

天地体用阴阳四图，表示了年周期中春、夏、秋、冬四时的寒热变化和我国东、南、西、北四方的燥湿特点，它们的方位性和时序性是密不可分的，是地球围绕太阳公转对我国特定的地理特征影响的结果。

三、夏至日四时阴阳图及阴阳值

伤寒病为阴邪之气超过人体最大阳气阈值而发，人体最大阳气阈值仍应该用天地阳气最大阈值与之类比。

一年之中阳气最盛之时为夏至日。而一日周期的阴阳变化，

基于地球之自转所形成的昼夜交替，昼光明属阳，夜黑暗属阴，以太阳出没为界线。这与《素问·金匮真言论》以旦昏分阴阳的思想是一致的。

夏至日太阳出于寅而没于戌，故顺时针方向由寅至戌为阳，由戌至寅为阴，其形象如图10：

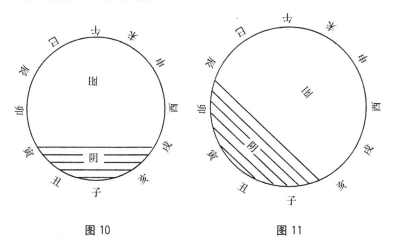

图 10   图 11

以昼夜分阴阳即是以光量分阴阳。以光量分阴阳推测温度分阴阳，与天气体用阴阳图的制作一样，还存在着一个寒热的积蓄问题：即太阳虽然在戌时落下，但由于积蓄热量的散发，气温仍不下降，至亥时和子时之间，气温才趋下降。

读者大概有这种体会：盛夏之时，傍晚确实要比下午热。同理可推，夏至时热度要到卯辰之交才渐趋升高。因此夏至日以热度分阴阳的图像可仿照天气作用阴阳图来制作。以太阳的出没点分别推迟一个半时辰，故应以亥子之交与卯辰之交连线为界，如图11：

图10和图11，是根据夏至日光量和热量制作的阴阳图，可称之为夏至日天气体用阴阳图。

《灵枢·顺气一日分四时篇》云："以一日分为四时，朝则为春，日中为夏，日入为秋，夜半为冬。"《素问·金匮真言论篇》云："平旦至日中，天之阳，阳中之阳也；日中至黄昏，天之阳，阳中之阴也；合夜至鸡鸣，天之阴，阴中之阴也；鸡鸣至平旦，天之阴，阴中之阳也。"按《灵枢》所言，一日之中有四时之气，此四时之气，是由地球绕太阳公转而形成；而《素问》所言则是以旦昏分阴阳，昼夜的变化是地球自转结果。因此，夏至日的阴阳变化是天地体用阴阳与夏至日体用阴阳变化的综合。换言之，夏至日之阴阳变化图，应该是天地体用四图和夏至日天地体用图的总和。

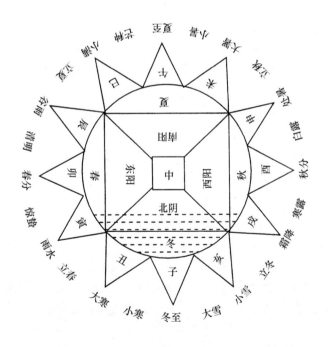

图 12

夏至日的阴阳分别是以寅戌线为界，一切都应以此为前提，否则就失去了一日以昼夜分阴阳的意义。

综上所述，夏至日的阴阳图应如图12：该图建立之后，可以把天地体用阴阳四图和夏至日天气体用阴阳二图，分别代入此图中，然后将在同一时间和方位上阴阳的属性分别迭加在一起，就可以计算出夏至日的四时阴阳值来。

要计算出各时位上的阴阳值，实质上是一个关于计算阴阳量的问题。但是其中还存在着一个异类不可相比的问题。单位不同就属于异类，是不能相比的，如同数学中正、负数不可直接加减一样。

天气的光热量和地气的湿度是不属于同类的量，不可相互叠加，但是我们可以根据它们的关系转化成同类，然后相加。这和数学中正数和负数相加减，要先变为同类数的道理一样。

根据《周易》尊阳卑阴的思想，地气体用阴阳图，需变换成天气体用阴阳图及夏至日天气体用阴阳图的同类，才符合阳（天气）为主，阴（地气）为从的原则。

易学认为："天之阳在北，地之阳在南；地之阳在北，天之阳在南，"此为天地阴阳反作之理。

炎炎盛暑之热，为天气之阳，其时登

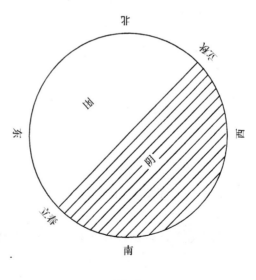

图 13

巍巍高山之巅，反觉凉爽。高山之巅，为地气之阳，反而阴凉；地势高亢之阳，即天气寒凉之阴。

凛凛严冬之寒，为天气之阴，其时入地下之室，反觉温暖。卑下之处，为地气之阴，反觉温热；地势卑下之阴，即天气温热之阳。

如此则可以把地气卑亢所拟之图 8，变为从属于天气阴阳的图 13：

大雨沛行，则湿盛泥泞，湿柔为地气之阴，而梅雨之季，正当盛暑，暑热为天气之阳。故地气湿柔之阴，从属于天气则为阳。

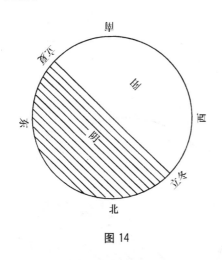

图 14

冰冻地坼，为刚燥之气，乃地气之阳，而见在严寒之冬，冬寒为天气之阴。故地气刚燥之阳，从属于天气则为阴。

如此则可以把地气之燥湿刚柔所拟之图 9，变为从属于天气之阴阳的图 14：

图 13、14 为地气体用阴阳图变化而来，故可称之为地气变天气体用阴阳图。它们已与图 6、图 7、图 10、图 11 为同类，可以直接代入图 12 而相叠加：

将上述六图分别代入图 12，在图 12 阴阳四时和方位上的数值如下表：

表1

图　次		6	7	10	11	13	14	累计	阳阴比值
阳	春 阳	5	5	5	2	0	0	17	1.31
	阴	0	0	0	3	5	5	13	
	夏 阳	3	6	6	6	6	6	33	11
	阴	3	0	0	0	0	0	3	
	秋 阳	0	0	5	5	0	5	15	1
	阴	5	5	0	0	5	0	15	
阴	冬 阳	4	1	0	3	1	1	10	0.28
	阴	4	7	6	5	7	7	36	

注：表1以每一个节气时间量，即一个小时为单位。

由表1中可以看出，夏至日四时时位上各自的阳阴比例为：

春（由雨水点到立夏点）为 17：13

夏（由立夏点到立秋点）为 33：3

秋（由立秋点到霜降点）为 15：15

冬（由霜降点到雨水点）为 10：36

四、三阴三阳的时位及命名

按照图12所示，以夏至日的旦昏分阴阳，则春（由寅点到辰巳交点）、夏（由辰巳交点到未申交点）、秋（由未申交点到戌点）三个时位属阳，冬（由戌点到寅点）一个时位属阴。从表1可见，在三个属阳的时位中，各自的阳与阴比例，春阳气值较大，而以夏阳气值最大，秋阳阴比值均等。《说文解字》"泰"字下云："……后世凡言大而以为形容未尽者则作太。"故在夏时位属阳的前提下，阳字前系一"太"字，名曰太阳；春的时位上阳气较少，故系一"少"字而称之为少阳；至于秋的时位上，因它阴阳值最少，亦不以少字称之，而另取它义。古人每以日为阳，月为阴，《说文》谓"日月并为明"，故以"明"字系阳字之后，称为阳明。一"明"字表达了其时位阴阳值均等的情况；"阳"

在"明"前，突出了虽阴阳均等，但划为阳的特殊时位名称。这或许是三阴三阳六个偏正词组中，唯"阳明"状语在后的原因。

阳方有三阳之名，阴方亦当有三阴与之对应。

由于阴和阳是对立的统一体，故阴方三阴的时位，应从阳方的三阳时位在图中的对冲关系求得。

太阳时位为由辰巳交点到未申交点，辰巳交点与戌亥交点对冲，未申交点与丑寅交点对冲，故与太阳对冲的时位为从戌亥交点到丑寅交点。由于它与太阳为一个统一体，南方属火，北方属水，火热水寒，南北线是温度渐变过程，太阳时位阳气多，此处的阳气必然少，因其在阴方故称之为少阴。

由于图10为一年中阳气最大阈值图，只有一年中阴气最大阈值图才能完全使图10中三阳与之对冲。因此我们可以虚设出一个阴气最大阈值的阴阳图来，找出与图10中秋、春两时位对冲的时位，然后再根据虚设图与图10时位差异的原因，在图10中进行定位定名。

一年中阴气阈值最大的时位为冬至日。冬至日夜最长，昼最短，太阳出于辰没于申。仍以旦昏分阴阳，则其形象应如图15：

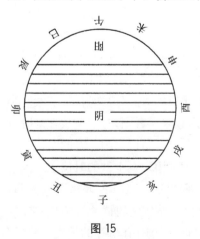

图 15

在图15中，寅申相冲，辰戌相冲，则夏至日少阳时位对冲的时位为申酉戌，阳明对冲的时位为寅卯辰。

夏至日的阴阳图图10。之所以与虚设冬至日阴阳图阴阳时位有差异，其原因为二者太阳出没的时间各相差两个时辰，即夏至日出的时间和位置，较冬至日提前了两个时辰，在方位上北移了六十度；日落的时间，较冬至日推迟了两个时辰，在方位上北移了六十度。因此夏至日的阴阳图中与少阳和阳明对冲的时位亦应据此所差，分别提前（北移）和推迟（北移）两个时辰（六十度）。即以子点到寅点为阳明所对冲的时位，戌点到子点为少阳所对冲的时位。

太阳与少阴，为一对阴阳统一体，即寒热渐变的形象。同理可推，少阳与戌亥子时位为刚柔的统一体，是刚柔渐变的一对阴阳。寅卯辰称少阳，阳气少，与之对冲之戌亥子则应称之为太阴。同理还可以推出：阳明与子丑寅为一统一体，是一对阴阳。阳明在三阳中，阳气值与阴气值均等，有日月并列之象而命名为阳明，与之对冲的子丑寅在三阴时位中，其寅点为夏至日出之时，至此，黑夜即过，白天即到，为三阴之尽处，《说文》云"厥者，尽也"，故子丑寅时位名为厥阴。

如上所述，夏至日三阴时位是：太阴为由戌点到子点，少阴为由戌亥交点至丑寅交点，厥阴为由子点至寅点。

上述时位的名义是否与其所阴阳含量相称呢？

我们不妨仍用表1的办法验证，即把图6、7、10、11、13、14，分别代入图12，将各图中三阴时位的阴量和阳量相加以计算，得下表：

表2

图 次			6	7	10	11	13	14	累计	阳阴比值
三阴	太阴	戌亥子 阳	0	0	0	3	0	1	4	0.2
		戌亥子 阴	4	4	4	1	4	3	20	
	少阴	亥子丑 阳	3	0	0	2	0	0	5	0.161
		亥子丑 阴	3	6	6	4	6	6	31	
	厥阴	子丑寅 阳	4	1	0	0	1	0	6	0.333
		子丑寅 阴	0	3	4	4	3	4	18	

从表 2 中可以看出，三阴时位上，少阴的阳阴比值最小，太阴次之，厥阴的阳阴比值最大，有阴尽之象，这与对冲法定名意义亦不相背。

综上所述，夏至日三阴三阳的时位及命名为：

太阳：巳午未（辰巳交点至未申交点）

阳明：申酉戌（未申交点到戌点）

少阳：寅卯辰（寅点至辰巳交点）

太阴：戌亥子（戌点至子点）

少阴：亥子丑（戌亥交点至丑寅交点）

厥阴：子丑寅（子点至寅点）

五、三阴三阳的平面图和立体图

根据上述三阴三阳的时位及命名，夏至日的三阴三阳时位图应如图 16：

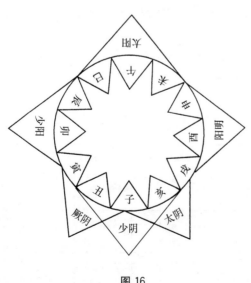

图16

图 16 表示了夏至日太阳视运动的时位序，太阳由寅点升起，依次经历少阳、太阳、阳明三阳时位而落，再依次历经太阴、少阴、厥阴三阴时位而为一日。其中三阴时位相互交叉。

在拟作此图的全过程中，始终体现了阳为主、阴为从的原则，即以天之气为主，地气服从于天气。故三阴三阳的运动次序，乃是天气之变化次序天之六气中包含着地之气，地之气即五行之气，五行之气在图 16 中是如何体现的呢？

在古代天文气象学说中，根据观察日月星辰运动的方法不同，形成了三种学说，即宣夜说、盖天说、浑天说。仲景时代宣夜说已渐被浑天说所代替，盖天说在《内经》时代颇为流行，故《内经》中的天文气象学说是盖天说的思想（见邹学熹《中国医易学》第 19 页），仲景撰用《素问》、《九卷》而为《伤寒杂病论》，其中的天文气象学说应属盖天说。

盖天说，即天圆地方说。观察天象者面南而立，所看到天体日月星辰时位的变化，仅是一面，即整个地（天）球运动的四分之一象限。对其背后的一面（北方），可用延伸子午线的办法确定，至于对在同一时间内所看不见的时位，则用对冲法求得。

天圆地方学说启示我们，可以用几何学中圆面积变算方形面积的办法，表示图 16 中所包含五行之气的问题。

我们先不考虑三阴时位相互交叉的问题，仅以其顺时序排列，三阴三阳均按两个时辰计算，把寅戌线剪开，然后把各时位界线亦剪开，并将阳方周长与阴方周长均拉直合拢，则形成图 17：

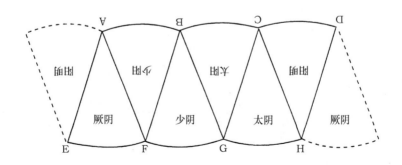

图 17

将图 17 的 AE 连线与 DH 线合拢，则成为一个圆柱体，形如图 18：

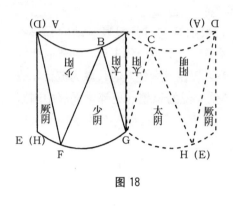

图 18

为了突出《伤寒论》三阴三阳时位不均等和三阴时位交叉的特点，我们可以制作漏斗状的圆锥图形来表示。

先将图 16 寅点到圆心、戌点到圆心剪开，成为阴阳两部分，然后将阳方卯、辰巳之交、午、未申之交、酉各点和阴方亥、亥子之交、子丑之交、丑各点到圆心的连线分别剪开，再把阳方和阴方的圆周拉成弧形并合拢，则成为图 19：

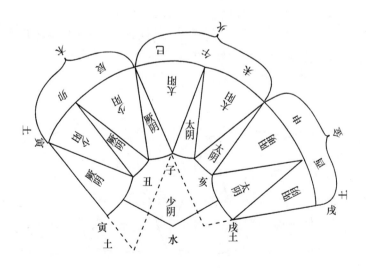

图 19

在图 19 中，太阳为南方时位，属火；少阴为北方时位，属水；以太阳，少阴（子午连线）为界线，则少阳、厥阴在东，属木；太阴、阳明在西，属金。由于阳明时位阴阳值均等，厥阴时位阴尽阳生的特点，尤其是阳明的戌点和厥阴的寅点，为太阳之出入点，既不属阴，又不属阳，符合土"阴阳不测"的特性，故阳明和厥阴又属土。

我们可以把图 19 变成圆锥体的形象。

将图 19 中由寅丑之交到上寅点剪开，并将两寅点合一（上下、左右反转丑、下寅交点与上下寅点构成的扇形部分），再将戌亥交点到酉点剪开，并将两戌点合一，（上下、左右反转亥戌交点、下戌点、酉点所构成的扇形部分），然后将上戌亥与上丑寅交点相合，下戌亥交点与下丑寅交点相合，卷成漏斗状成为图 20：

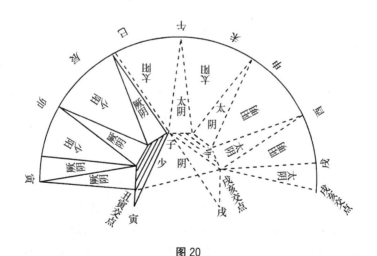

图20

此图为一圆锥体沿上口丑寅交点（戌亥交点），到下口的戌亥交点（丑寅交点）的直线剪开并以巳子线为中轴，把圆锥掰成两个半圆锥体的形象。

图中实线所示为少半个圆锥体，虚线所示为多半个圆锥体，上周边为阳，下周边为阴，以示三阴三阳时位。

图中上为阳，为观察天象者视线所及的时位；下为阴，为观察者所不能看见之时位，其时位本在阳方相对之处，而且视线所及的时位仅是阳光照射部分的二分之一。由寅至卯和由酉至戌的时位亦不能在同一时间内看到，即由卯至由酉的属阳部分为地球（或天球）缩影的阳方南半部，其北半部须观察者向后转身一百八十度（面向北）才能看到。在图中可以用延长南半部各时位界线的方法得到解决。

由上述说明可知，图 20 中半锥体的阳方（不包括寅卯、酉戌部分），是地球（或天球）以子午线（经线）分成的东西两半球中一个半球的南半球。延长各时位分界线可以求得其北半球的阳方时位。

图 20 中三阴部分（包括阳方的由寅至卯和由酉至戌部分），是由阳方时位对冲而得的时位，如以东半球为阳，阴方则为西半球的北半球（以卯酉线分南北），同时也可以用延长其时位界线的方法，推求出其南半球的阴方时位来。

通过对图 20 的说明，我们可以在图 20 的基础上，制作出球体三阴三阳图来。

先沿图 20 中阴阳双方的各半径经线将圆锥体切成十四块半截橘子瓣，然后将阴方和阳方各自的诸三角顶点（即图十六中的圆心点）聚集为一点（左数第二厥阴和最右边太阴时位的半截橘子瓣的顶点需上下颠换，少阳的寅卯丑和阳明的酉戌亥点半截橘子瓣的顶点上下颠倒，聚于阴方）并合拢，则成为表示阳方南半球和阴方北半球的两个四分之一球体，如图 21、22：

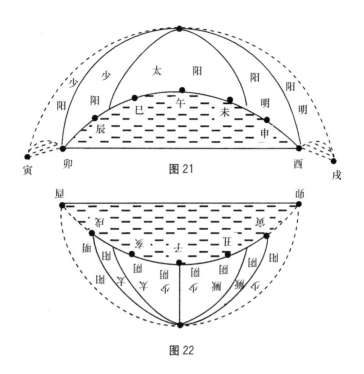

图 21

图 22

　把图 21 三阳时位分界线延长至北半球，把图 22 三阴（包括虚线所示的阳明，少阳部分）时位分界线延长至南半球。设阳方为东半球，阴方为西半球，通过酉点把东西两半球联在一起，就成了经卯点纵行（南北）掰开的球体，如图 23：

　图中把阴方少阳由寅至卯部分，和阳明的由酉到戌部分置于阴方，用虚线表示。由于图 23 系图 21、22 两个地球（或天球）的四分之一象限延伸而成的完整球体形象，它是以古代先民观察天象者所在地的卯酉圈划分南北两半球的，因此不同于地理学中一般以赤道卯酉圈划分的南北两半球。

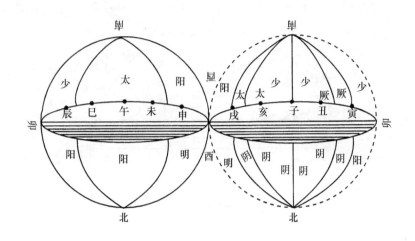

图 23

古代观察天象以中原的洛阳一带为准,洛阳地处北纬 34.8 度,以此处之卯酉线划分出的南北两半球,其南、北极点较赤道为界之南、北两半球之南、北极点,分别北移(就阳方而言)和南移(就阴方而言)了 32.8 度,其南极点阳方在南纬 55.2 度,北极点在阴方北纬 55.2 度,阴方的卯酉圈移到赤道以南的 34.8 度处。图 23 是以阳方南纬 55.2 度至阴方北纬 55.2 度为轴心的球体,两个极点分别距两极圈(66.5 度)11.3 度,北寒带被划入了阳方,南寒带划入了阴方。因此,就南北两半球而言,阳方是北寒南热,阴方则是北热南寒。

然而阴方之北即阳方之南,阴方之南即阳方之北,若以阳为主,阴为从的原则定方向名称,阴方方向与寒热的关系亦为北寒南热。

地球是在不停运动着的球体,它围绕太阳公转时,受磁力的作用,北极星与南北两极点始终在一条直线上,与太阳视运动形成的黄道圈平面保持着 66.5 度的角度不变,故北半球南热北寒的情况亦不变。这种情况即阴阳五行学说中南热为阳、为火，北寒为阴、为水固定不变的道理。

地球的自转方向始终自右而左，相对天球而言，则为自左而右，如《春秋纬·元命苞》所云"天左旋，地右动"，因而产生了昼夜交替。由于地球的自转，在地球的同一位置上，昼日的东方，在五行学说中属木，属阳，夜间就变成西方而属金、属阴了。因此图 22 中，东少阳木，西阳明金，随昼夜交替，亦相互替换。这种情况即阴阳五行学说中东木属阳、西金属阴可以互相替换的道理。

易学中所谓"老阳老阴不变，少阳少阴（即图 22 中的太阴）易变"的道理根据于此。天气和地气的运动，是阴阳五行学说的客观根据，地球的公转和自转，形成了天地之气的变化。天气运行而风、寒、暑、湿、燥、火六气往还，而出现了阴阳消长，四季更迭；地气运行而金、木、水、火、土五行互生互克，推陈致新。阴阳五行学说，是运动、变化的学说，是对生动活泼的万物万事运动变化规律的总结。

第三节　三阴三阳图在医学中的意义

一、三阴三阳图与经络脏腑学说

阴阳五行学说是祖国医学中重要的基础理论之一。三阴三阳图的拟作过程，可以加深我们对阴阳五行学说的认识和理解，用来解释一些现存的疑难问题，减少一些不必要的论争，对我们研究和运用基础理论，有一定的帮助。

在医学中，十二经脉及六气、六淫学说为阴阳学说的产物，脏腑学说是五行学说的产物。

三阴三阳图的拟作。运用了阴阳五行合一的思想法则，因此它既具有十二经脉，六气，六淫的意义。又有脏腑学说的意义。

图18三阴三阳的时位，把圆柱分成了左倾和右倾各三个平行四边形。右倾的三个平行四边形，反映了脏腑经脉的表里关系及五行属性；左倾平行四边形，显示着阴阳的太、少、明、厥。

在右倾的三个平行四边形中，各自包含着一个属阳时位和一个属阴时位。

A（D）、B、F、H（E）中，为少阳和厥阴

B、C、G、F中，为太阳和少阴

C、D（A）、H（E）、G中，为阳明和太阴

我们把三阴三阳的时位与医学结合起来，即在各时位的名称上，都加上手、足两字及相应的经脉脏腑名称，使它们与《内经》中的配属关系一致，则三个右倾四边形中的手足经脉分别为表里关系，而且手经与手经，足经与足经的五行属性相同。

B、C、G、F中：

$$\text{火—手}\begin{bmatrix}\text{太阳小肠—表}\\\text{少阴心—里}\end{bmatrix}\qquad\text{足}\begin{bmatrix}\text{表—太阳膀胱}\\\text{里—少阴肾}\end{bmatrix}\text{水}$$

D（A）、C、H（E）、G中：

$$\text{金—手}\begin{bmatrix}\text{阳明大肠—表}\\\text{太阴肺——里}\end{bmatrix}\qquad\text{足}\begin{bmatrix}\text{表— 阳明胃}\\\text{里—太阴脾}\end{bmatrix}\text{土}$$

A（D）、B、F、H（E）中：

$$\text{火—手}\begin{bmatrix}\text{少阳三焦—表}\\\text{厥阴心包—里}\end{bmatrix}\qquad\text{足}\begin{bmatrix}\text{表—少阳胆}\\\text{里—厥阴肝}\end{bmatrix}\text{木}$$

由此可见，图18表达了脏腑经络学说中脏腑、经脉的表里关系及其五行属性。由于图18的上方在天，在周边上均为属阳的时位点，下方在地，周边均为属阴时位点，故此图同时表达了脏腑经脉的阴阳属性。

天之气，南为阳，北为阴，上为阳，下为阴；前进为阳，后

退为阴；人之手臂在上为阳，腿脚在下为阴；胸腹在前为阳，脊背在后为阴。然而人为地上之物，其气应从属于地。天地之气阴阳反作，地气从属于天气，故手臂为阴，足腿为阳，胸腹为阴，脊背为阳。设人体取头北足南俯卧位，正应其象。

人体取头北足南俯卧位，并将两臂上举，手心朝下，两腿撇开，如一'火'字形，背在上为阳，腹在下为阴，则可与图23类比。

图23中，左图为阳，类比人体之背，右图为阴，可类比人体之腹；手臂在北，可类比图中之北半球，足胫在南，可类比图中之南半球。故可以在北半球三阴三阳时位名称上加一"手"字及所系经腑名称；南半球各时位上加一"足"字及所系经腑名称。然后将西半球的南极点与东半球的南极点相切连接，西半球北极点与东半球北极点相切连接，并将东半球的卯酉线合拢。

按照《灵枢·经脉篇》和《灵枢·营气篇》经脉、营气运行的次序即：手太阴肺经——手阳明大肠经——足阳明胃经——足太阴脾经——手少阴心经——手太阳小肠经——足太阳膀胱经——足少阴肾经——手厥阴心包经——手少阳三焦经 足少阳胆经——足厥阴肝经——手太阴肺经的循行次序，画上运行路线，上行者用实线，下行者用虚线，则为图24：

图24中，十二经脉及营气运行路线，有一定的规律性，即阳方是逆时序而行（由阳明——太阳——少阳——阳明），阴方是顺时序而行（由太阴——少阴——厥阴——太阴），并且都是先手经后足经。这与《伤寒论》三阳和三阴病传次序是一致的，同时也是本书先中风而手经受邪说法（见第二章第一节"二"）的根据之一。

我们把图24中西半球的卯酉线合拢，与东半球的卯酉点相合，则拼成一个地球的形象。

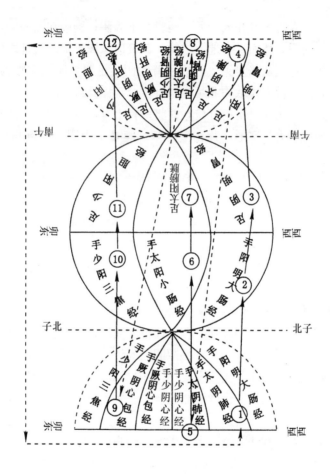

图 24

因为地球在不停地自转，故阳方（东半球）转动时，阴方（西半球）亦必然转动，故地球每运动六个时辰（一百八十度）之后，阴阳双方都将达到与开始运动时对冲的位置。此时三阴三阳都已运行了三个时位单元（每时位的平均值），阳方开始进入原阴方时位，阴方开始进入原阳方时位。再运动三个时位之后，又恢复到开始运动的位置，即地球的自转周期完毕，再进入第二个自转周期。

结合上述地球自转情况，想象一下十二经脉运行路线图形，则是一个由西到东、由东到西螺旋式进展的图像。

人体头北足南俯卧位时，大部分手足阳经的经穴都可以看到，但是少阳胆经仅能看到约二分之一的经穴，足阳明胃经的经穴全部不可见，这似乎与经脉学说中经脉阴阳名义不符。若结合图 24 中少阳和阳明时位都有一个时辰的时位在阴方的布局，则足少阳经脉大部分穴位仍在阳方，而足阳明胃经仍有三分之二的经穴不在阳方。但是我们不要忘记，《伤寒论》阳明时位本是阴阳量值均等的问题，即阳明既可属阴，又可属阳。

如人体取仰卧位，则可看到阴经的经脉也基本与图 24 相符。

图 24，可用来说明阴经和阳经在体表的分布情况。

仍取人体头北足南俯卧位如前，与图 24 类比，足胫在南为火、属阳，手臂在北为水、属阴。图 24 中，手太阳小肠和手少阴心经脉在北、属火；足太阳膀胱经和足少阴肾经在南、属水。此水火之时位为东西时位的分界。这是无论人体取仰卧位还是俯卧位都不会改变的。如人体由俯卧位变为仰卧位，以类比地球的自转，虽然在西的足阳明胃经和足太阴脾经的位置变为在东，但因它们属土，可以在四旁，与事无妨。但原在东属火的手厥阴心包络经、手少阳三焦经，和属木的足厥阴肝经、足少阳胆经变为在西方；原在西属金的手阳明大肠经和手太阴肺经变为在东方，易引起理论上的错觉，而发生一些不必要的论争。

只要我们理解了东西方位随地球自转而变的道理，诸如三焦为游部，肝在左在右等问题即可迎刃而解。

由地球自转而形成的金木易位，是一个应特别引起注意的问题。

二、三阴三阳图与六气学说

六气即风、寒、暑、湿、燥、火之气，它是由春、夏、秋、冬四时之气衍化而来的。对春湿、夏火、秋燥、冬寒的问题，在第二节"天地体用阴阳图"一段中已述及。本段着重说明风、暑二气及六气的时位变化问题。

三阴三阳图的拟作，从天地体用阴阳图开始，步步推衍，直至球形三阴三阳图的完成，始终贯穿着四时之气的因素。然而四时之气不足以与三阴三阳对应，要了解三阴三阳时位与六气形成的关系，仍应以易学的"含三为一法"说明。

四时之气中，燥湿为一对阴阳，寒热为一对阴阳。已如前述，五行学说中的土可为其他四行（可对应四时之气）之中界。就地气而言，以水湿为主，故土主湿。由于湿为水被热蒸化之象，在一年中，地面上热度最高的时间在夏至到立秋，故湿气亦最大，这就产生了一个湿热兼盛的暑气。此暑气之时，称作长夏。长夏不仅是湿热之极，在时间上，立秋日居一年之中（以立春为年之终始），故以五行之土配属长夏，这就是《内经》土主长夏之说的根据。这是土主四时说的具体体现和变说。

在图 23 中，长夏之时，位应在午至未申交点，其时湿热兼有。热为天之气，为夏火之气；其湿为地之气，故应从与太阳时位同位的右半圆图中定其时位。与太阳午到未申之交对应者为太阴，故太阴为湿之时位。因太阴与少阴时位交叉，故又应当兼有寒气（这一点只适用伤寒病，不能普启遍适用于整个中医学）。

然图 24 又把太阴时位划分为手足太阴，而手太阴肺属金，主燥，为读《内经》者所熟知，今言太阴主湿，乃总括手足而言，似于经旨相背。殊不知肺为水之上源，金能生水亦《内经》之说。言其燥，是水由此下流，言其湿，为此处是生水之处，本一事而似两端。燥湿二字的区别，本在于水之寒热，水得热蒸腾为湿，得寒则凝结为冰而见燥象。如此理解燥湿才符合《内经》之旨，才能理解三阴三阳图的意义。《周易》云"山泽通气"，一语道破此中机关。

风为空气流动的形象，它既非天气之寒热（光量），又非地气之燥湿（湿度），但它毕竟流动于地之上，故应从属于天气。

风之性变动不居，无所不入，遍见于四时而各随其性。冬风寒，夏风热，秋风燥，春风柔，故可谓风无时无位。同时因为它的流动性，而具有调节寒、热、燥、湿之气的作用，故可为四时之气调节之媒介，有与地气之土相似的特点。然而风性动而急，其势趋上趋外，又与土性静谦而缓，水势趋下的特性有别，其差别亦即天地之气所差。

在四时之中，唯春天万物萌动，生机勃勃，在三阴三阳中，少阳之时阳气升发，在五脏六腑中，唯有足厥阴肝之气性最急，而春、少阳、厥阴又同属东方，以此而论，则又可以说风有时有位。可称风位在东，以代地气之湿柔，此亦地气从属天气之体现。

长夏属土，其时位在由午至申未之交，以阴阳对冲法求之，则属天气之风位应在与长夏时位对冲的子至丑寅之交，其时位属厥阴，故定位在厥阴。然而厥阴之气在图 24 中挟有少阴之气，其风当为寒风（也与太阴湿土一样，此说只适用于伤寒病）。

上述风之特性与定位，也是对图 19 中厥阴属木又属土的进一步说明。

然而，这里还存在一个手足厥阴的问题。手厥阴心包络经，代心行气，属火；而足厥阴经属木，又属土。在五行学说中，木能生火，火能生土，可见二者并不相背，而有相互为助之功。如物理现象中所谓的火借风势，风助火威，无风（气）火自熄，此亦本一事而似两端。

火为太阳光热之气，在南；寒为水寒之气，在北。图 24 中，南半球为足太阳膀胱经和足少阴肾经，二者同属水而为表里关系，居人体阴寒之地。肾为先天之本，主藏精气，乃真阴真阳所藏之处，其真阳之气寄其表于膀胱，而显现于太阳之时位已午未。北半球为手太阳小肠经与手少阴心经，二者同属火而互为表里，心在里而藏神，小肠在表，受盛化物变汁为赤而显现于外，故以手少阴心经之时位亥子丑，寄藏手太阳小肠经火之气。

在图24中，北方左侧手厥阴心包络经，乃心之外围以代心行气，属火；手少阳三焦经为相火游行之地，三焦又为孤之腑，总括五脏六腑，心包络必通过三焦始能发挥主火之功，故手少阳三焦亦为火之时位。然而它毕竟与太阳心主之火不同，乃代替、帮助心火行气，故火有君火、相火两名。

图24中，北方右侧为手阳明大肠经与手太阴肺经，二者属金，乃表里关系。金为秋之气，秋之气凉而肃降，水湿因凉收下趋而呈燥象，肺借大肠之燥以显其性，故手阳明大肠之时位为燥气所在。

综上所述，六气在三阴三阳图中，风气在厥阴，子到寅之时位（挟寒气之风）；寒气在少阴，亥子丑为其时位；暑气之热在由午点至未申交点，附于手少阴而显于手太阳；暑气之湿附于足太阴，其时位亦在暑气中热之时位；燥气在阳明申未之交点到戌点；湿气在太阴之戌亥子（挟有寒气之湿）；火之气在少阴而寄于已午未；手少阳由寅点到辰巳交点，亦为风之时位，亦为火（相火）之时位。

三、三阴三阳图与伤寒病

三阴三阳图是根据伤寒病为阴寒之邪超越人体阳气最大阈值这一特点而拟作的夏至日阴阳图，因此，无论是夏至日三阴三阳的平面图还是立体图，都体现了这一特点。图中阳和阴可分别象征人体正气和邪气。尽管阴方占的时位短而少，但它反映的是四时中冬寒之气。冬寒为一年中阴气性质的集中表现，其时阳气潜藏于内，阴寒之气显现于外。寒冷凛冽之作用，可以看作伤寒病的致病因子，同时也可以代表人体正常的阴气。

从三阴三阳图中可以看出，阴方时位以太阴、少阴、厥阴为序，而且相互交叉。根据三阴三阳与六气的关系，可知伤寒病的致病因子由太阴湿（土）之气、少阴寒（水）之气和厥阴风（木土）之气组成。根据天气为主、地气为从的原则，少阴之寒，当为阴邪之主，太阴之湿为从，厥阴之风为天气兼有地（土）气，为主从之中界。

在三阴时位的排列上，顺时序之先后关系，则为厥阴风在前，少阴寒在后，太阴湿又随之，体现了风性急而先行，且为百病之长的特点。太阴居最后，体现了湿邪迟滞缠绵的特点。然而此风此湿，乃寒气所挟之兼邪，皆附属于寒而受寒邪特性之影响。

三阴三阳图是事物由开始到终结全过程的模式，当然可以用来表示伤寒病的发展过程。其中三阴三阳顺时序排列，可以作为伤寒病程的次序。

伤寒病为阴邪之气侵入人体所发生。而阴邪之侵入，必先伤及人体之阳，人体之阴（正气）亦随之动而损阳，即阴长阳消。

阴阳的进退，乃相对而言，阳进则阴退，阴长则阳消。如人之行走，设以左腿为阳，则右腿为阴，先迈出左腿则右腿落后，两腿交替迈出，而成前进运动。在前进中，一腿前迈时，在与另一腿达并齐位置的一刹那间，即是阴阳平衡之象。所以在运动变化的万事万物中，阴阳平衡只是即时状态，它只是阴阳的分界，而不具有时间和方位，否则，事物的运动便会停止，如人在立正姿势时，就停止了前进。

然而阴阳平衡状态，又是一切事物运动变化的起抬点，在运动变化的历程中计数为零。一切运动变化均起于零而终于零。如把人走路时一腿迈出的距离计数为一，则该腿原起始点距行走运动中的零，计数为二分之一。

图 16 是用来说明人体阳气最大阈值时阴阳分布情况的。换言之，它是一个能维持人体不患伤寒病的生理图。

只有在图 16 的基础上，令三阴的时位前进二分之一个时位单位，才能用来表示阴邪进入了人体，并伤及了阳气，达到了伤寒病的起始点，即伤寒病中阴阳平衡的即时时位。从图 16 中可以看出，三阴三阳平均各占两个时辰，因此，只要把图 16 的三阴时位顺时序前移一个时辰，即可作为伤寒病的起始点了，如图 25：

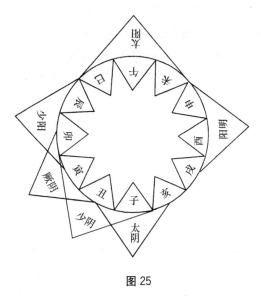

图 25

此图为伤寒病全过程的零点形象，也就是病邪虽然侵入了人体，但还未出现明显证状的状态，类似现代医学中传染病的潜伏期。

图 25 中，三阴三阳的时位既可表示阴邪侵入了阳位，又可表示人体正气的阴分所在。这样一来图中出现了一个问题：即从戌点到亥点之交，既不属阴，又不属阳，是一个空虚之处。

对这一问题，我们可以从图 5 中得到理解：由夏至日三阴三阳图，变化为伤寒病三阴三阳图的过程，实际上就是由健康人变为受阴邪之人的转变过程，也就是图 25 对图 16 的否定，正如图

5 所示在上下两个圆圈之间的空虚之处。没有此空虚之处，就成为封闭式的循环模式，失去了变化运动规律的特点。

同时，厥阴之时位已侵入了少阳时位的由寅点到卯点部分，它所占据的时位部分，对少阳时位来说也成了空虚之处，也是一次否定，这两次否定，决定了图 25 仍是一个螺旋式运动的模式。

图 25 建立之后，我们就可以按照阴邪先三阳后三阴的顺序顺时针向进动的规律，来理解伤寒病的病理变化了。因为三阴三阳平均各占两个时辰（四小时），故每一次进动度为两个时辰。又因按图 25 中，其阴邪顺时序进动至阳明之后，再次进动则已到阴方时位，但《伤寒论》病传规律为先三阳后三阴（将在第二章第一节"三"中详述），再次进动所至的时位为少阳，在图中，可以子丑交点代辰巳交点，戌点代寅点，以代表少阳时位。同时将三阴时位移至亥子交点至卯点，以保持与少阳交叉一个时辰的关系不变，然后仍顺时向进动三阴（邪），则进入太阳时位，即伤寒病程计数开始为一。

三阴之邪经过六步运动之后，又回到原位，即一个病程周期完毕。

三阴方每进动一次，即可视为一个病程阶段，而出现图 25 中各阴阳时位上之正气受损的证状，而出现不同的证状特点。这就是三阴三阳辨证的根据。

由于三阴三阳与脏腑、经脉、营气、六气的关系，决定着三阴三阳各阶段的病理特点，故《伤寒论》三阴三阳各篇病证应符合经脉、脏腑及六气学说。然而，三阴三阳图是以夏至日这一特定时间的气象学说为背景，必然与《内经》中的三阴三阳有所区别，这是我们在以经络脏腑学说审视《伤寒论》时应该理解和注意的。

第二章 《伤寒论》与古典经论比较

第一节 《伤寒论》与《难经》"伤寒有五"说的比较

一、"伤寒有五"说简释

《难经·五十八难》曰："……伤寒有五，有中风，有伤寒，有湿温，有热病，有温病，其所苦各不同。中风之脉，阳浮而滑，阴濡而弱；湿温之脉，阳浮而弱，阴小而急；伤寒之脉，阴阳俱盛而紧涩；热病之脉，阴阳俱浮，浮之而滑，沉之散涩；温病之脉，行在诸经，不知何处之动也，各随其经所在而取之……"

《难经》"伤寒有五"说，乃是一个四时五气的框架，所谓"伤寒有五"的"伤寒"是指一切外感天行之病，根据所感之邪的不同，又分中风、伤寒、湿温、热病、温病五种。此五种伤寒之"伤寒"，乃是指伤于冬寒之气之伤寒，是狭义的。其他如中风之"风"为春之气，热病之"热"为夏之气，符合四时之气的特点。

其中湿温与温病，似乎难与秋燥和中土湿的五行说相对应。其实，湿本是春天之气，大地回春，天气渐暖，冰解冻开，而大地湿润。但其时天气温而不热，湿尚不能上蒸为雨而多风，故春之气为地湿天燥；秋之天气渐凉，暑热渐消，其时虽不若长夏之大雨沛行，而仍阴雨霏霏，地上之湿因凉而内收为燥，故秋之气为地燥天湿。伤寒为外感病，古称天行，以天气为致病因素，故《难经》之湿温，乃指伤于秋之天气之病。

温为寒气和热气的中界状态。天气以寒热为主，故温病不寒不热之气，可顺从四时之气而为病。

此五伤寒系伤于四时之气而病，故其脉象亦各兼有四时脉之特点。《难经·十五难》云："……春脉弦者，……其脉之来，濡弱而长，故曰弦；夏脉钩者，……其脉之来疾去迟，故曰钩；秋脉毛者，……其脉之来，轻虚以浮，故曰毛；冬脉石者，……其脉之来，沉濡而滑，故曰石。此四时之脉也。"

风为春气，风性疏泄，故病中风者，脉阳浮而滑，弦为春之王脉，故又兼阴濡而弱；湿为秋之气，湿性重着，故病湿温者脉弱而小，毛为秋之王脉，故脉浮，秋之气凉，故脉急；寒为冬之气，寒性收引，故病伤寒者，脉紧涩，石为冬之王脉，石有强盛之意，故阴阳俱盛；热为夏之气，热性升腾炎上，故热病者脉阴阳俱浮，钩为夏之王脉，其象来疾去迟，浮之而滑即来疾，沉之散涩即去迟（此处之"沉浮"，当作动词解，谓脉上浮与下沉，若不然则一人之脉岂可滑涩相反之脉同见？），为热病之脉；至于温病，因其气中和，因其气而病者即各随四时之气，其脉亦各随其经之所在而取之。此"经"字，即《难经·十八难》所云之"脉有三部，部有四经"，之"经"，是指在寸、关、尺三部脉上所候之十二经脉脏腑之"经"。

《难经·五十八难》的"伤寒有五"说，与四十九难遥相呼应，分别从病位和病因两个方面对疾病进行分类别名。

四十九难曰："有正经自病，有五邪所伤，何以别之？然，经言忧愁思虑则伤心；形寒饮冷则伤肺；恚怒气逆，上而不下则伤肝；饮食劳倦则伤脾；久坐湿地，强力入水则伤肾。是正经之自病也。何谓五邪？然，有中风，有伤暑，有饮食劳倦，有伤寒，有中湿，此之谓五邪。"

四十九难系以五脏伤于邪和本经（脏）五志之极来区分内伤和外感，即所谓正经自病和五邪所伤，五十八难是以五脏之气淫胜致病。作为五类伤寒的命名根据，其中中风对应肝邪，湿温对应肺邪，伤寒对应肾邪，热病即伤暑，对应心邪，而以温病对应脾邪，这是土居中央说的体现。

可见《难经》"伤寒有五"说属五行学说范畴。它是把天气的风、寒、湿、热（暑）、温纳入五行体系中，作为外感病分类和命名的。因此可以认为，它也是阴阳五行合流思想的产物。

二、《伤寒论》与《难经》伤寒病名比较

《伤寒论》中伤寒病之含义，已于第一章第二节中述及，现仅就其与《难经》中之病名比较，以察其异同。

《伤寒论》中明确提出的病名，除伤寒病之外，只有中风，温病和风温，而且风温又为温病之一种。

《伤寒论》中之中风，在三阴三阳各篇中均有此病之条文，即有太阳中风、阳明中风等名称，与《难经》中论脉象之温病"各随其经而取之"为类似格式。《伤寒论》是把五行体系纳入阴阳体系，中风之"风"是天气之风，有五行体系中"土"的意义；《难经》中温病之"湿"，亦系天之气，却属阴阳学说之范畴，但它是把阴阳纳入五行体系，用"温"作为五行中的"土"邪来类病的。《伤寒论》以风属土，《难经》以温属土，这是二者的根本差别。

在《难经》中，中风是伤寒病的一种，是春木之邪致病的外感病，《伤寒论》中之中风亦是感受风邪而致病，但是它却从属于寒邪，不是春木温和之风，乃冬寒凛冽之风。因它性急而善动，故为寒邪之先驱。也就是说《伤寒论》之中风，可以是独立的一种"伤寒"（狭义）病，也可以是泛指的"伤寒"（广义）病的前驱病证。当寒邪势力不大，或人的正气较充沛时，其中风即表现为一种独立的病，当寒邪强盛，或中风后正气受损难复时，则发展为伤寒病。因此，也可以说中风是伤寒（狭义）的前驱

期，或较轻的证型。观《伤寒论》中太阳中风与太阳伤寒的证状，中风为恶风，伤寒为恶寒。然而仔细推究，恶风者必恶寒，乃恶寒之轻辞，正说明了二者之关系。

《难经》之中风，其脉象阳浮而滑，阴濡而弱，此中风之风，是春天温热之风邪，故见滑（滑属阳脉）象；濡弱而长，为春之正脉，故又见濡象，这与《伤寒论》之中风为冬寒之邪寒温各异。特别是太阳中风，为寒水时位，差异尤著。故太阳篇第12条（本书引用《伤寒论》原文及条文序号均以新辑宋本《伤寒论》序号为准，该书为1956年重庆市中医学会编注，重庆人民出版社出版，以下皆同）所述太阳中风脉象，只云"阳浮而阴弱"，而不云滑、濡。可见二书之中风，病名虽同而内容有别，实是同中有异。

《伤寒论》之伤寒与《难经》之伤寒，从广义上讲，一为从天之冬寒之气为起始点而论外感天行病，一从地之五行之气来论说外感五邪病。其"寒"虽有天气地气之别，但都是建立在阴阳五行合流思想的基础上，故在狭义的伤寒病上，二者并无区别。在论述狭义伤寒的脉象时，《难经》除描述了寒性收引的紧涩（紧有束缩之义）脉外，又突出了寒为冬之气而见冬王之石脉的"盛"象；《伤寒论》则抓住了"寒性收引"这一主要特点，而在太阳篇第3条云"脉阴阳俱紧者，名为伤寒"，这是一种执简驭繁的论脉方法，与《难经》伤寒"阴阳俱盛而紧涩"，似稍异而实同。可见二书的伤寒病概念基本相同。

温病之名，在《伤寒论》中仅见于第6条，且只具证治要点，以类别太阳伤寒、温病以发热而渴，不恶寒为特点，攻下、火熏为治法禁忌，以有上述证状，用汗法后身仍灼热者为风温，看来仲景眼中之温病，乃是与广义的伤寒并列的。在《伤寒论》中温病是作为与伤寒的鉴别诊断出现的，它不是以伤于冬寒之气为始点，在发展过程中温（春少阳之气）的时位上出现的病证。

用汗法后身仍灼热之"汗法"，应指《伤寒论》中之汗法，即服辛温剂或火熏取汗法。误用此汗法证不除，反由发热变为灼热者是风温病。此风温即指《难经》中因感受春木温热之邪气而发之病。究其脉理，《伤寒论》云"阴阳俱浮"，却与《难经》之热病脉象有相同之处，只不过《难经》热病脉象又兼有夏之钩脉形象而已。究其因，少阳足经为胆，手经为三焦，二者均为相火时位，与夏火同气，故有相同脉象。

由此可见，《伤寒论》之温病及风温，不属《伤寒论》体系的伤寒病，乃是《难经》体系之温病范畴。《伤寒论》中设立温病之名，只是谆谆告诫莫把温病当作伤寒医！

三、《伤寒论》与风暑湿及燥病

《伤寒论》中，春之温作为厥阴风，风从属于寒；少阳之温，作为相火，从属于热，热又连及暑；温为寒热之中界，故分别从属于寒热。

风与寒的关系，前已述及。至于少阳温热（相火）邪气从属于夏热（暑）者导致之证的治法，见于《伤寒论·太阳篇》第168条。该条在白虎加人参汤方后注云："此方立夏后立秋前，乃可服。"可见《伤寒论》是用白虎加人参汤治疗暑热病的。但这是由伤于寒邪之后发展而来的类暑热病，与直接感受暑热之气而病的"中暑"、"暑温"，"暑瘵"等病有所不同。对于诸暑病，张仲景另立病名曰"暍"，置《辨痉湿暍脉证篇》中论述。该篇中云：

"太阳中热者，暍是也，汗出恶寒，身热而渴……。"

"太阳中暍，身热疼重，而脉微弱，此以夏月伤冷水，水行皮中所致也。"

"太阳中暍，发热恶寒，身重而疼痛，其脉弦细芤迟，小便已，洒洒然毛耸，手足厥冷，小有劳，身即热，口开前板齿燥，若发其汗，则其恶寒甚，加温针则发热甚，数下之则淋甚。"

该篇为宋本《伤寒论》之一篇，列三阴三阳各篇之前，后世则把该篇移入《金匮要略》中。

该篇正是张仲景（或王叔和）唯恐后人对《伤寒论》与《难经》及当时所通行的病名产生名义混淆而作，其中"痉"与"风"、"暑"与"白虎加参汤证"、"湿"与"风湿相搏"（亦见《伤寒论》174、175两条）均不属伤寒体系，故在六篇之外另立篇目。

《伤寒论》的湿病，因湿为地气，从属于天气，故（湿病）同属于风寒，不另立病名。除第174、175两条作为病因描述外，均不用"湿"字。对湿病病机的描述，则寓于泄利、心下水气、胁下水气、腹内水气、水结胸胁、水渍入胃、心悸、吐涎沫、皮内水气、头汗出齐颈而还、身黄等病证中。笔者粗查《伤寒论》原文，与水湿有关条文近30条，其治疗则有表里双解法，扣小青龙汤证；清利湿热法，如茵陈蒿汤证；温阳化水法，如真武汤证；淡渗利湿法，如茯苓甘草汤证；泻热逐水法，如大陷胸汤证；清暑利湿法，如白虎汤证；解表祛湿法，如麻黄连轺赤小豆汤证；调和营卫祛湿法，如桂枝加附子汤证；化气行水，宣发水湿，如大青龙汤证；健脾利湿，如苓桂术甘汤证；和胃散水法，如生姜泻心汤证；燥湿法，如桂枝去桂加白术汤证；攻逐水饮法，如十枣汤证；清解泄湿，如栀子柏皮汤证。共计十四种治法。除少阳篇未涉及外，其他各篇均已涉及。可见仲景《伤寒论》，并非不及湿证，只是不立病名而已。若究其原委，仍是仲景尊阳卑阴的儒家思想所致。

然而，诸多水湿之证，除风湿相搏证外，并非都是外感雨露云雾之湿，多是外感风寒之邪之后，人体脏腑经络气机不调，水湿内生，或素有水饮，被外感风寒之邪触发引动而致。如此说来《伤寒论》中之湿证，倒有切合《难经·四十九难》"正经自病"的意思。《伤寒论》以外感病为主，故按阴邪致病立病名时，立有伤寒（狭义）、中风，而未立伤湿（或中湿）。

《伤寒论》三阴三阳图中，太阴湿土在少阴之右，以阴邪之中，风先中人，寒邪次之之故也。湿邪在最后，也含有这一层意思。

三阴三阳图中，太阴主湿，属土，土本居中央而灌四旁，可溉五脏六腑、十二经络，《伤寒论》中之水湿病证，亦涉及各脏腑、经络。以脏腑言，如心悸、奔豚为心有水湿之邪；胁下水气，为肝胆部位有水湿之邪；泄利、四肢沉重为脾土正病；咳喘为肺有水饮；小便不利、水肿为肾有水邪及膀胱蓄水等证。以体表部位而言，则有水热结胸、心下水痞、胁下水气。按三阴三阳图之说，《伤寒论》之水湿病皆当为寒水，而上述诸水气病又兼有热证，这是因为水湿之病为伤于风寒之邪后的续发病，其机理为寒邪闭郁不宣，郁而化热而成。如《伤寒论》中湿热发黄，第236条云："阳明病发热汗出者，此为热越，不能发黄也，但头汗出，……此为瘀热在里，身必发黄，茵陈蒿汤主之。"第262条则云："伤寒瘀热在里，身必黄，麻黄连轺赤小豆汤主之。"又如论水热结胸，第136条云："伤寒十余日，热结在里，……但结胸，无大热者，此为水结在胸胁也。"

水寒则凝，得热则腾，凝则刚燥。水虽得热则蒸腾为湿气，但若热极而水被蒸耗竭乏，亦可表现为燥象。因此燥有两种：一为寒水不能化气之燥，一为热耗津液之燥。

对于燥证，《伤寒论》描述为津液内竭、胃中水竭、亡津液、胃中干燥、渴、渴欲饮水、大渴、烦渴等为热耗水竭之燥。此外还有咽、喉、口、舌、鼻干燥。此燥也可为水寒不腾之燥，而见于膀胱蓄水或水热结胸等证。

《伤寒论》中涉及燥证的条文有40余条，除上述水饮结聚、津液不行之湿证见燥象之外，还有暑热气津两伤之白虎加人参汤证（222条）、差后余热未清，气阴两伤之竹叶石膏汤证（397

条）、阴虚（兼水热互结）之猪苓汤证（71 条）、脾约之麻子仁丸证（247 条）、热伤阴竭之黄连阿胶汤证（303 条）、阳明腑实的大承气汤等证。

因为燥证亦为伤寒之续发病，故《伤寒论》中亦不另立病名，而散见于各篇条文之中。这一点是与《难经》相同的。

综上所述，《伤寒论》与《难经》的"伤寒有五"说虽同有中风、伤寒、温病之名，但其内涵并非完全相同。其中唯有伤寒和温病含义略同，而温病又只是为了与伤寒鉴别而设。《难经》中之热病，与《伤寒论》中之白虎加人参汤证有相似之处，但《伤寒论》中不设治法。湿病在《伤寒论》中为续发证（第 174、175 条除外），故亦不另立病名。因燥为水湿寒化或热耗津竭之证，续发于水饮结聚或热证，故《伤寒论》和《难经》中均不设此病名。

在《伤寒论》时代，六淫致病的学说已经形成。仲景抓住寒邪这一要点，只取风、寒而论外感病，而又包容暑、火（热）、湿、燥，其中风又从属于寒，所以说实际上《伤寒论》于六淫中只论一"寒"字。这种执简驭繁的论述方法，确为难能可贵，具有相当大的进步意义。

第二节　《伤寒论》与《素问·热论篇》的比较

一、《素问·热论篇》简析

《素问·热论篇》共讲了四个问题：

1. 关于伤寒的病名

"今夫热病者，皆伤寒之类也。"

"人之伤于寒也，则为病热。"

"凡病伤寒而成温者……"

在《热论篇》中，一切发热的病都被归属于伤寒，其病因为"寒"。也就是说，伤寒是指感受"寒"邪而得的发热病。它包括一切发热的疾病，其"寒"字应是泛指一切外感邪气。

对于"病伤寒而成温者"一句，笔者认为一年四季中均有寒冷之气，伤于寒不必均在冬季，故不必拘于《素问·阴阳应象大论》和《生气通天论》所言之"冬伤于寒，春必温病"之说。《热论篇》只是以夏至日为界，来区别感受寒邪而发的温病有温、暑的不同而已，这样认识可能更客观一些。

2. 关于伤寒病的预后

"人之伤于寒也，则为病热，热虽甚不死，其两感于寒而病者，必不免于死。"

"三阴三阳、五脏六腑皆受病，荣卫不行，五脏不通，则死矣。"

"两感于寒者，病一日则巨阳与少阴俱病……，二日则阳明与太阴俱病……，三日则少阳与厥阴俱病……，六日死。"

"帝曰：五脏已伤，六腑不通，荣卫不行，如是之后。三日乃死，何也？岐伯曰：阳明者，十二经脉之长也，其血气盛，故不知人，三日其气乃尽，故死矣。"

"其不两感于寒者，七日巨阳病衰，头痛少愈；八日阳明病衰，身热少愈；九日少阳病衰，耳聋微闻；十日太阴病衰，腹减如故；十一日少阴病衰，渴止不满，舌干已而嚏；十二日厥阴病衰，囊纵少腹微下，大气皆去，病日已矣。"

通过上述五段文字，可以看出《热论篇》对热病之可愈与死亡的判断，是根据是否为"两感于寒"而来的。所谓"两感于寒"即是相为表里的经脉脏腑同时感受了寒邪。由此可推出：非两感于寒者是可愈的。而且《热论篇》明确提出了"热虽甚而不死"的问题。

所谓"热虽甚而不死"实际上是指出了伤寒三阳无死证。伤寒病之所以发热，是寒邪客于肌肤，阳气不得散发而怫结所致。三阴以阴气居多，无阳可郁，故不发热或少发热。这句话也同时说明了单纯三阴证亦不会致死亡。第五段中已明确指出了"十日少阴病衰"等。

为什么"两感于寒而病者，必不免于死"？从两感则"五脏已伤""六腑不通""荣卫不行"之句可以看出，并非一对相互表里的经络脏腑同时感寒便"必不免于死"，否则就不能称"五脏已伤，六腑不通"和"荣卫不行"了。只有五脏六腑、十二经脉都因寒邪而病，人体才失去了生机，而必然死亡。此"两"字指阳（包括三阳）之气和阴（包括三阴）之气而言，阴和阳两方面都是合则为一，分则为三。

然而也不是说五脏六腑十二经脉皆受病之后就马上死亡，发生这种情况之后，三日后才会死亡。这是因为阳明为"十二经脉之长"，"血气盛"，虽三阴三阳都已受病，还可维持三天才会气血耗尽而亡。但是病人此时已"不知人"，即已处于神昏谵语状态。

从上述经文中还可以看出另外一个问题，即《热论篇》虽然是以三阴三阳为框架，实际上运用了手足十二经脉学说，其中称阳明为十二经脉之长之句即可证明。同时《热论篇》也运用了脏腑学说，如"五脏六腑皆受病"，"五脏不通"，"五脏之伤"，"六腑不通"等语即说明了这一问题。因而，《热论篇》也含有阴阳五行合流说的思想。

3. 热病的传变规律及三阴三阳证

"伤寒一日，巨阳受之，故头项痛，腰脊强；二日阳明受之，阳明主肉，其脉侠鼻络于目，故身热目疼而鼻干，不得卧也；三日少阳受之，少阳主胆，其脉循胁络于耳，故胸胁痛而耳聋……四日太阴受之，太阴脉布胃中络于嗌，故腹满而嗌干；五日少阴受之，少阴脉贯肾络于肺，系舌本，故口燥舌干而渴；六日厥阴受之，厥阴脉循阴器而络于肝，故烦满而囊缩。"

此段经文指出了热病的变化顺序和三阴三阳受寒邪之后的主证，这是除伤寒两感于寒之外的一般传变次序。

按时间顺序排列，三阴三阳受病的次序为：巨阳→阳明→少阳→太阴→少阴→厥阴。这是先三阳后三阴、先表后里的传变次序。因阳在外，为表，故先受邪；阴在内，为里，故后受邪。三阳之中，"巨阳者，诸阳之属也，其脉连于风府，故为诸阳主气也"（该篇原文），而为表中之表，其脉浮于皮毛，故又首先受邪；阳明主肌肉，肌肉在皮之里，故次于太阳；少阳胆经为厥阴肝经之表，厥阴肝经主筋，筋附于骨，故少阳主骨而为阳中之里（阴）而最后受之。三阳传尽，则太阴受之。手太阴肺经亦主皮毛，为阴中之表，故先受邪；少阴之脉贯肾络于肺，故次于太阴；厥阴脉循阴器而络于肝，肾主二阴，故最后受之。观《热论篇》三阴三阳的证状，均与经脉的循行部位有关。对照《灵枢·经脉篇》，经脉循行部位及动生病如表3：

表3

病名	病症	手经循行部位及动生病	足经循行部位及动生病
太阳	头项痛		膀胱足太阳之脉……上额，交巅……其直者，从巅入络脑，还出别下项……挟脊，抵腰中……其支者，从腰中下挟脊，贯臀……挟脊内……。是动则病冲头痛……项如拔，脊痛，腰似折……是主筋所生病者……头颜项痛。
	腰脊痛		
阳明	身热	大肠手阳明之脉……其支者……上挟鼻孔……是主津液所生病者……口干……气有余则当脉所过者热肿……	胃足阳明之脉，起于鼻之交頞中……下循鼻外……是动则病洒洒振寒……病至则恶人与火……是主血所生病者……气盛则身以前皆热……。
	目痛		
	鼻干		

病名	病症	手经循行部位及动生病	足经循行部位及动生病
少阳	胸肋痛	三焦手少阳之脉……其支者，从耳后入耳中，出走耳前……是动则病耳聋……。	胆足少阳之脉，……下耳后……其支者，从耳后入耳中，出走耳前……其直者……循胸过季胁……是动则病口苦……心胁痛……是主骨所生病者，胸胁肋……皆痛。
	耳聋		
太阴	腹痛	肺手太阴之脉……起于中焦……还循胃口……。	脾足太阴之脉……入腹属脾络胃……是动则病舌本强……腹胀善噫……。
	嗌干		
少阴	口燥	心手少阴之脉……其支者……上挟咽系目系，其直者，复从心系却上肺……。是动则病嗌干心痛，渴而欲饮……。	肾足少阴之脉……其直者入肺中，循咽喉，挟舌本……。是主肾所生病者，口热舌干……。
	舌干		
	渴		
厥阴	烦满	心主手厥阴心包络之脉，起于胸中，出属心包络……。是主脉所生病者，烦心心痛……。	肝足厥阴之脉……过阴器……是动则病腰痛不可俯仰丈夫㿗疝……。是主肝所生病者，胸满……狐疝……。
	囊缩		

　　从上表中可以看出，《热论篇》三阴三阳病的证状与经络学说的手足经脉都有联系，其中除太阳证不涉及手经循行部位及动生病证状外，其他证状皆相关。太阴嗌干一证，用手足经脉是动及所生病皆不可解释。少阳之耳聋、少阴之渴、阳明之目痛，（手阳明是动病为目黄）用足经病解释都不如用手经病更为方便。因此《热论篇》是从手足经脉学说中而来，与三阴三阳的手足经脉均有关系。

　　两感于寒的发展次序，前文已录出，亦是依三阳之次序而同时病及三阴，兹不复述。

　　从上述分析可见，《热论篇》的热病传变规律为先外后内、先表后里、先三阳后三阴。

　　对三阴三阳病证的描述，是以经络脏腑循行部位和病理表现为基础的。

4. 热病的治法及愈后调护

"三阳经络皆受其病，而未入于藏者，故可汗而已。"

"治之各通其脏脉，病日衰已矣。其未满三日者，可汗而已；其满三日者，可泄而已。"

"诸遗者，热甚而强食之，故有所遗也。若此者，皆病已衰，而热有所藏，因其谷气相薄，两热相合，故有所遗也。"

"（治遗）视其虚实，调其逆从，可使必已矣。"

"病热少愈，食肉则复，多食则遗，此其禁也。"

上述四段经文指出了病在三阳可用汗法，在三阴可用泄法的治疗原则；还指出了发热期间不宜强食，将愈时食肉易复的食禁两点；及其视病之虚实调其逆从的治疗大法。

二、《伤寒论》与《热论》病名及死证比较

《伤寒论》是从阴寒之邪伤于人着手论述外感病的。《热论》则是从外感病发热这一证状着眼论述外感病的。而且外感热病，"皆伤寒之类也"。两论的论述对象和病因皆同。从整体来看，它们的病名意义是殊途同归。不过《伤寒论》又突出了"风"邪的作用，在伤寒病中列出中风；《热论》则是根据发病时间在夏至日前后的差异，分出病温和病暑两种温病。《伤寒论》中亦有温病之名和宜立夏到立秋服用的白虎加人参汤证，但其温病与伤寒并不是属同一体系的病名（见前所述），白虎加人参汤证亦未在三阴三阳六篇立病暑之名。这是两论病名的差异所在。

《伤寒论》中论述死证 19 条（不包括"不治"及 132 条）其中，太阳篇 2 条（第 133、167 条），阳明篇 3 条（第 210、211、212 条），少阴篇 6 条（第 296～300、315 条），厥阴篇 8 条（第 333、343～346、362、368、369 条）。

太阳篇所述死证两条，均不属太阳病。第 133 条为结胸证末

期出现的烦躁之阴阳即将决离的证候。结胸本为太阳病误下所致
之变证，其病位在里，故此条不属太阳病。第167条，为胁下素
有痞，连在脐旁，痛引少腹阴筋者之脏结证，其胁下痞为素体阳
虚，又外感风寒之邪，至病位波及脐旁，痛引少腹，入阴筋。少
腹、阴筋为肝所辖部位，脐旁为太阴脾所辖部位，且《伤寒论》
中第130条已明言"藏结无阳证"，故亦不属于太阳病。

　　阳明篇第110～112条，主要是为鉴别神志不清的虚证和实
证。实证的谵语属阳明病，或热入血室病。郑声、直视、谵语、
喘满、下利，或因发汗过多，亡其阳，而见脉短，或发则不识
人，循衣摸床，惕而不安，微喘直视而脉涩者，属阴气竭绝，正
气欲脱之死证。此3条是为与实证相鉴别而立，死证的内容不属
阳明证。

　　从上述对太阳、阳明两篇5条死证的分析，可以看出《伤寒
论》三阳病无死证。这一点与《热论篇》完全相同。

　　在《热论篇》中，不但三阳无死证，三阴亦无死证，其死证
必发生在两感于寒的患者。《伤寒论》中无两感之说（三阴三阳
均两感于寒），死证多发于三阴病中。其太阴篇虽亦无死证之条
文，但因《伤寒论》中三阴证交叉互见，少阴、厥阴证又多从太
阴病发展而来，故死证多与太阴病有关。

　　太阴为湿土之经腑，下利为其主证之一。在少阴篇6条死证
中，296、297、300、315共四条有下利一证；厥阴篇8条死证
中，344、345、362、368、369共5条有下利证，可见伤寒三阴
死证，虽条文不见于太阴篇，实则多与太阴病有关，或者说是兼
有太阴病。

　　《伤寒论》中之死证，皆为三阴证。这是因为三阴证为伤寒
病程中的最后阶段，病至三阴，正气已衰。然而亦非绝无生机，
在厥阴时位，为阴尽阳生之时位，若阳气来复，则病尚可挽救，
或进入下一病程周期，否则阴尽阳绝，自然难免一死。

《伤寒论》中之死证，就现代医学水平来看，确实多指危重病。如烦躁、四肢厥逆、汗出等，似指今日之休克前期；息高似指现代所谓之呼吸衰竭；脉微细沉、脉不出、脉不至类似现代之血压不升。在仲景时代，这些证型被视为死证应该是完全可以理解的，但是三阴病并非皆是危重病，这一问题，在下面第三章中还将详述。

三、《伤寒论》与《热论》病传规律比较

《素问·热论篇》的病传规律为先外后内，先表后里，先三阳后三阴，以太阳、阳明、少阳、太阴、少阴、厥阴为序；《伤寒论》病传规律，既继承了《热论篇》的精神，又有所发展。

《伤寒论》三阴三阳六篇的编次完全符合《热论》的三阴三阳病传次序，其具体条文在传变问题上，亦遵循先外后内，先表后里，先三阳后三阴的规律。如《伤寒论》中第5、16、103、104、105、186、270、271等条，都符合这一规律。

但是，因为会受到人体内各经腑之气的盛衰不同、感邪轻重及治疗上有无失误的影响，所以疾病的传变并不一定按照上述规律，按照上述次序日传一经。到应该发生某经腑证候的时候，由于该经"正气内存"，而"邪不可干"，则不致发生该经腑的证候，虽不是邪易传该时位之期，但因该时位正气虚，而邪易"凑之"，也可发生该时位病。

张仲景正是按照"邪之所凑，其气必虚"，"正气存在，邪不可干"这一"古训"，对伤寒病的传变又提出了新的内容。除了按前述一般规律传变外，又列出如下几种情况：

不传：伤寒病犯一经，持续而不见它经证状者为不传。一般患伤寒病六、七日后即愈，若不愈，则可持续下去，而不发生其他经腑证状。若超过六、七天仍不发生证型的变化，《伤寒论》中称这种情况为"再经"，这类"再经"亦属不传之类。

　　直中：伤寒病不经过太阳阶段，直接发生于正气虚而易受邪之经者即为直中。如直中少阳（见 97 条），直中阳明（183 条）、直中太阴（276、280 条）、直中少阴（301、302、304、305）、直中厥阴（327、335 条）等，可见各篇均有直中证，当然太阳为一般伤寒的首见证，可不以直中称之。

　　合病：伤寒病因二经以上经气虚而同时受邪者称为合病。有三阳合病（219、268 条）、太阳少阳合病（172 条）、阳明少阳合病（256 条）。

　　转属：因误治导致经气虚损而出现该经证状的称为转属。如转属阳明证（181、185、188 条）。

　　系在：有太阳伤寒或中风表证，或阳明里证，同时又见与太阴有关的证状，在《伤寒论》中称系在太阴。实际上这也属于合病之类（见 187、278 条）。

　　并病：一经病证未罢解，又出现另一经证状者为并病。如太阳阳明并病（见 48、220 条）、太阳少阳并病（142、150、171 条）。

　　对于循经传变次序，在三阳病中除第 4 条中有"伤寒一日，太阳受之"之语外，均未明言阳明和少阳的先后次序。第 186 条云"伤寒三日，阳明脉大"，是指阳明在第三日受之，但亦未明言与少阳病的先后问题。

　　查三阳病条文，阳明和少阳病均有来自太阳者，太阳传少阳者如 46、99、103、136、266 条，太阳传阳明者如 168、169、176、56、181、182、184、185、206、208、234、235 条，同时阳明证和少阳证又常相互兼挟，如 104、165、204、229、230、231、233 条难分受病之先后，故此《伤寒论》的三阳病传变次序，"一日太阳受之"同于《热论篇》，之后的阳明、少阳则可先可后。

　　这正是第一章第三节"一"中所述"金木易位"思想的体现。

三阴病的传变次序，因三阴病交叉互见，故更难以分辨受病之先后。但少阴和厥阴证多由太阴证发展而来，而有太阴的下利一证，故在阴病中，当以太阴为先。三阴中之太阴，犹三阳中之太阳，易首先受邪。然而，由于经络脏腑的表里关系，阳明易传太阴，"阳气旺则火（燥——笔者语）化而归阳明，阳气虚则湿（寒——笔者语）化而归太阴。"（章虚谷语）即所谓"实则阳明，虚则太阴"；少阳易传厥阴，如第97条所云"脏腑相连"，"少阳病进，就为厥阴病，厥阴病退，也可能外出少阳。"（李克绍，《伤寒串讲》山东中医杂丛书之一2）实际上是一个"实则少阳，虚则厥阴"的问题。少阴病与太阳病的关系亦可类推，而有直中少阴证，不再赘述。

由于存在着少阳和阳明的"金木易位"，因而在三阴病的传变次序上，也应该有太阴与厥阴易位的问题。在图19中，太阴与厥阴同属于土，太阴病多见脾寒湿证自不待言，厥阴篇亦多有饥不欲食、吐、利、呕、哕等脾胃证候，故太阴和厥阴的受病先后，也是可以互相对换的。

综上所述，《伤寒论》在病传的问题上既继承了《热论篇》"先表后里，先三阳后三阴，先外后内"这一基本规律，又根据"邪之所凑，其气必虚"及"金木易位"的理论，打破了《热论篇》六经依次相传的刻板规律，建立了一个灵活多变的传变次序。《伤寒论》并非不承认伤寒病的传变有规律可循，否则就不用把传变问题贯彻全书了。《伤寒论》的病传问题，既有理论依据，又有一定的临床基础，不可一概否定。

四、《伤寒论》与《热论》三阴三阳比较

《伤寒论》与《热论篇》均使用了三阴三阳这一套术语，它们的含义各有不同，这是众所周知的事实，是比较两"论"时不可回避的实质性问题。

　　要找出它们的差异所在，需拟作一个《素问》三阴三阳图，才能实现。

　　两"论"中三阴三阳均根于天地之阴阳，这应该是没有什么问题的，因此《素问》三阴三阳图亦应以旦昏分阴阳为前提，结合天地体用阴阳图（图6、7、13、14）来拟作。

　　《素问》的旦昏分阴阳，不同于《伤寒论》的旦昏分阴阳，它是以春秋两分日（昼夜均等）太阳出入为依据的。

　　《内经》的天文气象学说遵循盖天说思想。观察天象者面南而立，如《阴阳离合论》云"圣人面南而立……"，人处于面南而立的方位时，则左东右西，前南后北。以昼夜分阴阳，只有春秋两分日太阳出没于正东（卯）、正西（酉），以卯酉线分阴阳才符合阴阳均等的需要。

　　仍按照夏至日昼夜分阴阳的方法，即在天地体用分阴阳的基础上加入春（秋）分日体用阴阳的因素，《素问》昼夜阴阳体用图应如图26、27：

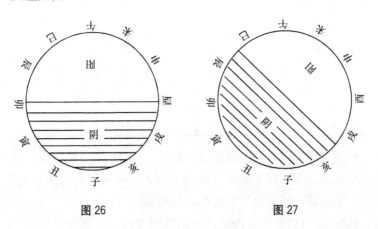

图26　　　　　　　　　　　图27

　　按照三阴三阳各占两个时辰，将图6、7、13、14、26、27，综合在一起，每时位单位上的阴阳值如表4：

　　根据表4各时位单位上的阴阳比值，可以看出，由卯至酉的三个单位上，阳多于阴，其中由巳至未阳气值最大，命名为太阳；由卯至巳阳气较少，命名为少阳；由未至酉，阳气最少，乃是顺时序中由阳入阴之阶段，命名为阳明；仍用对冲法或阴方各时位单位上阴气值的多少命名，则由酉至亥名为太阴；由亥至丑名为少阴；由丑至卯名为厥阴。

表4

图次			6	7	13	14	26	27	累计	阳阴比值
阳	卯到巳	阳	4	4	4	1	4	1	18	3
		阴	0	0	0	3	0	3	6	
	巳到未	阳	2	4	4	4	4	4	22	11
		阴	2	0	0	0	0	0	2	
	未到酉	阳	0	1	1	4	4	4	14	1.4
		阴	4	3	3	0	0	0	10	
阴	酉到亥	阳	0	0	0	3	0	3	6	0.333
		阴	4	4	4	1	4	1	18	
	亥到丑	阳	2	0	0	0	0	0	2	0.091
		阴	2	4	4	4	4	4	22	
	丑到卯	阳	4	3	3	0	0	0	10	0.714
		阴	0	1	1	4	4	4	14	

　　根据上述情况，可以制作出《素问》三阴三阳时位图来，然后将伤寒论三阴三阳平面图（图16）代入，就可以看出两"论"三阴三阳的时位差异和其中关系，如图28。

　　从图28可以看出，伤寒论三阴三阳时位与《热论》三阴三阳的时位关系为：

　　《伤寒论》太阳包括了《热论》的太阳全部及少阳和阳明的

各 1/4 时位

  阳明包括了《热论》阳明的 3/4 及太阴的 1/2 时位

  少阳包括了《热论》少阳的 3/4 及厥阴的 1/2 时位

  太阴包括了《热论》太阴和少阴的各 1/2 时位

  少阴包括了《热论》少阴的全部及太阴和厥阴的各 1/4 时位

  厥阴包括了《热论》厥阴和少阴的各 1/2 时位

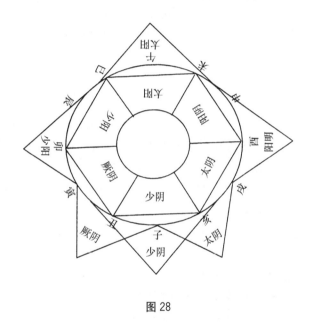

图 28

五、《伤寒论》与《热论》经脉说比较

  《热论》三阴三阳病证与《灵枢·经脉篇》手足三阴三阳经均有密切关连，分析《伤寒论》的三阴三阳各篇的主证与《灵枢·经脉篇》所载各征的异同，可以看出《伤寒论》与《热论》经脉说的异同。

  《热论》对三阴三阳病证的描述甚为简要，而《伤寒论》对三阴三阳病证的描述甚为详尽，并且每篇首条均冠以"XX之为病"。这些条文皆是各篇病证之要，被称为各篇之纲领。因此分析各篇之首条（阳明篇除外），就可以与《热论》三阴三阳病证互相比较，来认识它们之间的异同了。

由于两《论》三阴三阳的时位存在差异，故在分析《伤寒论》六病提纲与经脉说关系时，应与所涉及的《热论》时位的经脉循行和动生病进行对照，才能说明问题。

太阳病主证：脉浮，头项强痛而恶寒（见第1条）。该条此《热论》巨阳病证头项痛一语多一"强"字，未述及"腰脊强"，而增加了脉浮、恶寒二证。

头项痛完全可以用足太阳经脉循行部位受邪，经脉之气流通不畅来解释，多出一"强"字，突出了寒邪能使营卫气血涩滞不行的特点。脉浮为邪在表，欲出而不达的征象。至于"恶寒"一证，手足太阳经脉动生病均无此证，但由于《伤寒论》的太阳时位还包含着《内经》阳明时位的1/4，而阳明经脉是动则病"洒洒振寒"，正好用来作为恶寒是经脉受邪的症因解释，然而"振"有摇动、发起之意，振寒是客观证状；"恶"有讨厌、憎恨之意，是病人主观证状，故"振寒"与"恶寒"，讲的都是一回事，只不过着眼的角度不同罢了。

阳明病主证：胃家实（见第185条）。

该篇以"胃家实"三字为纲，乃是从病机出发，并未列出主证。

伤寒之病，其发展次序是由表入里。病至阳明，邪已入里。人体在表者即经脉皮毛，在里者即脏腑气血，脏腑外连经脉，经脉内系于脏腑，故阳明有经腑两证。胃与大肠之经脉相为表里，分别为手足经脉所系，邪在经脉者表现为大热之"胃家实"，热盛伤津而成为燥证。故阳明病应以发热、便结为其主证。《伤寒论》中182条云"阳明病外证云何？答曰：身热，汗自出，不恶寒，反恶热也"，是对阳明经脉病证状的描述。第203条云"阳明病，本自汗出，医更重发汗，病已差，尚微烦不了了者，此必大便硬故也，以亡津液，胃中干燥，故令大便硬……"，以病案的形式，对阳明里实的病机及证状进行了描述。

身热一证与手足阳明是动病相切合（见表3），而便结一证，乃手阳明之腑大肠受病所致，故与经脉说关系不大。《灵枢·经脉篇》足阳明经脉是动病中有腹胀一证，说明阳明里实证也可涉及经脉而有所表现。

《伤寒论》中阳明篇首条（179条）论述阳明病形成的原因和分类，指出了"胃家实"为正阳阳明（之病），是阳盛之体外邪入里化热与大肠粪便相结而成的实证；阴津素亏之体受邪后大便不行的为太阳阳明（脾约）；因误治伤津而造成大便燥结为少阳阳明，都是以便结为主要表现的实证。故180条承接该条又重申："阳明之为病，胃家实是也。"

少阳病主证：口苦，咽干，目眩。（见264条）

该条与《热论》少阳证胸胁痛、耳聋无一相合，但口苦与胸胁痛同为胆足少阳经脉是动病。

咽干，即嗌干。《活人书》谓"嗌"即"咽"。因《伤寒论》少阳时位包括着《热论》厥阴时位的1/2，故肝足厥阴脉是动病中有嗌干一证。

唯有目眩一证，手足少阳、厥阴经脉病中均无，但三焦手少阳脉"起于小指次指之端……至目锐眦"，胆足少阳之脉"起于目锐眦"，肝足厥阴之脉"……连目系……"，此三经脉循行部位均与目有关。手少阳是动病、足少阳之所生病中均有目锐眦痛一证，故目眩一证亦可被认为与经脉循行有关。然而尚不如以"诸风掉眩，皆属于肝"解释更为方便。

太阴病主证：腹满而吐，食不下，自利益甚，时腹自痛，若下之，必胸下结硬（见273条）。

　　此条与《热论》太阴证之腹满、嗌干一证相同，皆可用脾足太阴经脉之循行部位及是动病之腹胀解释。满与胀常同时出现，满属于主观证状，胀由叩诊而知，属于客观证状。

　　此条之腹满而吐，食不下，自利，时腹自痛，与脾足太阴之脉是动病"……食则呕，胃脘痛……得后与气，则快然如衰，身体皆重，是主脾所生病者……食不下、烦心、心下急痛、溏、瘕、泄……"略同。所不同之处是《伤寒论》为"若下之，必胸下结硬"，《经脉篇》为"得后与气，则快然如衰，身体皆重"。"得后与气"与"下之"意义相关，"下之"是治法，"得后与气"是用下法治疗后的反应。《伤寒论》太阴病系寒湿之邪在里，当用温法，误用下法则寒湿不去而结于胸下（腹）部作硬，《经脉篇》所指系下后的变化，大便或矢气后，腐浊去，则腹内空虚，正气受损则身体沉重。

　　少阴病主证：脉细微，但欲寐。（见 281 条）

　　本条所列之证与《热论》之少阴证的口燥舌干而渴无一证相同，但都有肾阴虚耗的病理基础。《热论》所述系热病伤阴所致，《伤寒论》所述亦系肾阴虚竭之证，故见脉细。但《伤寒论》又突出了手少阴心脉的病理特性，其脉微之象，即是心火不足的表现，手足经脉脏腑之气不足，故不能水火既济，心肾相交。心藏神，气虚则神疲萎靡；肾藏精，阴虚则精力不支而欲入睡，但因心火虚而不能入于阴，肾水虚不能上承于阳，故欲睡而不得入眠。一"但"字系于"欲寐"之前，正说明了这一常欲睡而不能的病证特点。

　　"但欲寐"一证，手足少阴经脉动生病中皆无，而肾足少阴经所生病中有"嗜卧"一证，与此有类属关系，但并不尽同。"嗜卧"只能说明神疲乏力，不能表达欲睡而不能入睡这一心肾不交的证状。

　　厥阴病主证：消渴，气上撞心，心中疼热，饥而不欲食，食

则吐蛔，下之利不止。（见 326 条）

本条与《热论》厥阴病之烦满而囊缩不同。心主手厥阴心包络之脉是动病中烦心，心痛，掌中热；肝足厥阴之脉循行部位挟胃，属肝，络胆，上贯膈，所生病之"胸满"，是动病之"甚则嗌干"，与本条文之"气上撞心，心中疼热"及"消渴"相关。但是，嗌干不同于消渴，消渴为渴而饮水后仍渴，嗌干则饮水后不一定再渴；《灵枢》所云之"掌中热"也不一定导致渴证。肝足厥阴之脉"上贯膈"，而动生病中只有胸满一证，亦未及心。但是，肝足厥阴脉是动病中有"泄"一证，与本条之"下之利不止"有关。肝足厥阴脉之病，本易"泄"，若再误用下法，必然会"利不止"。

由于《伤寒论》的厥阴时位还包括了《素问》少阴时位的1/2，故其主证也可与少阴经脉病对照。心手少阴之脉是动则病"嗌干、心痛、渴而欲饮"，肾足少阴之脉是动则病"饥不欲食"，是主所生病之"口热、舌干、咽肿、上气、嗌干及痛、烦心、心痛"，则几与此条完全相符。

综上所述，《热论》的三阴三阳病证除太阴病之嗌干外，均可用手足三阴三阳经脉循行部位及是动病解释，《伤寒论》之六条提纲所述三阴三阳病证，亦完全可以用手足经脉循行部位及动生病解释，但是阳明病与少阳病则需结合经脉所系脏腑的功能关系来解释。

六、《伤寒论》与《热论》治法比较

《热论》的治疗大法为病在三阳用汗法，病在三阴用泻法。之所以如此治疗，是因为《热论》认为三阳病为病在经脉而未入于脏，三阴病为病已在脏腑，经脉在表而宜汗，脏腑在里而宜下。

《伤寒论》中之汗法，主要用于太阳表证，此外，还用于阳明中风针刺治疗后有脉浮表证者（第 232 条）、阳明病兼表证者（234，235 条）、阳明病表邪未尽者（240 条）、阳明病热在里发黄者（260 条）、太阴病脉浮者（276 条）、少阴病初起有表证发热者（301 条）及少阴病尚未见里证者（302 条）、厥阴病阳虚下利有表证者（372 条），共计八种情况，可见伤寒论汗法的使用并不拘于三阳病。而少阳病反有禁用汗法之例（第 267 条）。

《伤寒论》的下法，主要用于阳明腑实证，此外，还用于太阳病发汗后表解而里不和（94 条），或汗后热不除（70 条），下后温温欲吐，而胸中痛，大便反溏，腹微满，郁郁微烦（123 条），太阳变证蓄血（106、124～126 条），结胸（131，134～138、141 条），水结胁下（152 条），阳明病蓄血（237 条），脾约证（247 条），热入营分瘀血（257 条），阳明病发热汗多（253 条），阳明与少阳合病兼有宿食（256 条），阳明病津液内竭而便结（233 条），少阳病兼见阳明证，心下急，郁郁微烦者（103 条），少阴病而大便结实、真阴将竭（320、321、322 条），厥阴病而大便燥、谵语（374、381 条）共计 16 种情况。

《伤寒论》与《热论》治疗方法的差异不仅表现在汗、下适用范围的差别，还在于《伤寒论》对温里回阳，和胃气法则的建立和运用。温里回阳法是治疗三阴证的主要法则，和胃气是治疗多种病证的法则，这都是《热论》中所没有的。而且治疗太阳热邪陷入胸膈（第 76～81 条），阳明病邪热在胸膈（221、228 条），厥阴病虚烦（375 条），太阳病胸中有寒（166 条），厥阴病邪结胸中（355 条），均运用了吐法。此外，《伤寒论》还有治虚证的补法（小建中汤、炙甘草汤），清里热的清法（白虎汤），除痞硬之消法（生姜泻心汤）。可见伤寒论中汗、吐、下、温、和、清、补、消八法已完全具备。

《伤寒论》八法之中，尤以汗、下、和、温四法使用最多，而对汗、下两法的论述更为精详。汗法方剂有祛寒发汗之麻黄汤类、解肌发汗之桂枝汤类、甘凉发汗之葛根汤类、温阳发汗之甘草附子汤类（175 条）、和胃发汗之小柴胡汤类（101 条）、宣阳发汗之大青龙汤类（38 条）、蠲饮发汗之小青龙汤（40 条）。服发汗药后多以"微似汗"、"得小汗出"为度，然而亦有二阳并病之"当解之熏之（义为汗出宜彻）"（第 48 条）和服药后"蒸蒸而振，却复发热汗出而解"（第 101 条）者。在服药时间上有"先其时（证状发作之前）发汗"的要求（第 54 条）。对汗法的禁忌证，亦有详细的记述。如咽喉干燥者、淋家、疮家、衄家、亡血家、汗家、病人有寒者（83～89 条）者不可发汗；荣气不足血少不可发汗（50 条）；无阳者不可发汗（27 条）；太阳少阳并病不可发汗（142 条）。同时还提出了发汗过多亡津液（203 条）和"亡其阳"（211 条）；还指出了不当用汗法而发汗所致的变病（条文较多，不一一列举）等等。

《伤寒论》的下法方剂根据病情的轻、重、缓、急及兼挟证的不同或体质的差异有以下几类：

急下剂：治疗痞、满、燥、实四证具备的大承气汤，逐水攻坚之大陷胸汤，荡涤瘀血之抵当汤，寒实结胸之三物小白散，热结膀胱之桃核承气汤，攻逐悬饮之十枣汤都是急下法方剂。

峻下缓给剂：大陷胸丸，抵当丸，十枣汤，可据病人强羸而决定用量大小，属峻下缓给剂。

缓下剂：治阳明腑实初起之调胃承气汤，治胃气不和之小承气汤，治津竭便秘之麻子仁丸，外治津液内竭之蜜煎导方属缓下剂。

它法：和解法兼下法之大柴胡汤（165 条），解表法兼下法之桂枝加大黄汤（279 条）。

攻下法的禁忌证：原则上除阳明腑实证外均应忌下。《伤寒论》中明确指出不可下的条文有：第 23 条太阳病阴阳俱虚者；第 36 条太阳阳明合病，喘而胸满者；第 44 条太阳病未解者；第

132 条结胸证，其脉浮大者；第 204 条阳明证系伤寒呕多者；第 205 条阳明病心下硬满者；第 206 条阳明病，面合赤色者；第 209 条阳明病，潮热，大便不硬者；第 264 条少阳中风，两耳无所闻，目赤，胸中满而烦者；第 238 条阳明病，腹微满，初头硬，后必溏者；第 286 条少阴病，阳已虚，尺脉弱涩者；第 324 条，少阴病，胸中实者。

此外，还有条文中标有"××病，医反下之"，"××病，复下之"，"而出现××"证状；"本发汗，而复下之，此为逆也"；"××病，若下之，利不止"者等，约 30 余条，亦属不宜用下法之证。

《伤寒论》还认为对有表证兼者里实使用下法，一定要掌握好时机，一般先汗后下，下法不宜用之过早。如 131 条："病发于阳而反下之，热入因作结胸，病发于阴而反下之，因作痞也，所以成结胸者，以下之太早故也。"（此条"阴""阳"二字所指，将在第三章第一节"六"中详论）第 217 条云："汗出谵语者，以有燥屎在胃中，此为风也，须下者，过经乃可下之，下之若早，语言必乱，以表虚里实故也。"

但是对由里热外达而成之表证兼有里实，就应以里证为本，外证为标，当先下后汗，不然里热不除，发汗也不能使表证不再见。如第 90 条云："本发汗，而复下之，此为逆也，若先发汗，治为不逆也；本先下之，而反汗之，为逆，若先下之，治不为逆。"

总之，对表里兼证，先汗后下，或先下后汗，应根据证之标本而决定。

《伤寒论》中，温法主要用于三阴证，这是三阴病的共同治疗原则，同时也见于太阳篇和阳明篇误汗、误下后阳气伤亡以及素体阳虚之伤寒患者。

温法亦有轻重缓急之分。急温见于三阴篇，缓温法在三阳篇之太阳篇、阳明篇中均有。

急温法用于三阴病中病情急而危重者，所用方剂有四逆汤（第 323、324、352、354、372、377 及 277 条之"宜服四逆辈"等）；通脉四逆汤（317、370 条）；白通汤及白通加猪胆汁汤（第 314、315 条）。

病情较缓者所用方剂有：附子汤（第 304、305 条）；当归四逆汤及当归四逆加吴茱萸生姜汤（第 351、352 条）。

病缓者所用方剂有：桃花汤（306 条）；真武汤（316 条）；麻黄附子细辛汤（301 条）；麻黄附子甘草汤（302 条）；吴茱萸汤（243、309、378 条）。

此外，还有艾灸方（第 117、292、304、325、343、349 条）。

急温剂中，四逆汤可助中焦之阳外达以救四肢厥逆；通脉四逆汤则因病重一筹，故倍干姜、加附子；白通汤启下焦之阳以蒸腾津液上达，加猪胆汁、人尿则可消除阴阳格拒，治疗阴阳即将决离之证；当归四逆汤温营血而救逆，加生姜、吴茱萸治虚寒更甚者；缓温剂中，附子汤证寒重于湿；真武汤证水气重于寒；吴茱萸汤证是中焦寒浊上逆；桃花汤证为寒湿郁滞而便脓血；麻黄附子细辛汤及麻黄附子甘草汤证为少阴病有表证或里证未成者；艾灸法则急温、缓温皆可配合使用。

太阳篇和阳明篇的温法所用方剂有：桂枝加附子汤（20 条）；桂枝加桂汤（117 条）；桂枝去芍药加附子汤（22 条）；桂枝甘草汤（64 条）；桂枝去芍药加蜀漆牡蛎龙骨救逆汤（112 条）；干姜附子汤（61 条）；茯苓桂枝白术甘草汤（67 条）；茯苓四逆汤（69 条）；真武汤（82 条）；四逆汤（91、92 条，225 条在阳明篇）；芍药甘草附子汤（68 条）；艾灸法（117 条）；茯苓桂枝甘草大枣汤（65 条）；吴茱萸汤（243 条，在阳明篇）。

上述方剂中，桂枝甘草汤证为心阳虚而心下悸；桂枝加附子汤证为卫阳虚而漏汗不止；桂枝去芍药汤证为阳虚表邪将逆入胸中；若阳虚更甚者加附子，为桂枝去芍药加附子汤。茯苓桂枝甘草大枣汤证为阳虚而水气凌心，脐下悸而欲作奔豚；若寒邪重则上冲心胸而为桂枝加桂汤所治之奔豚证。干姜附子汤证为中阳表阳俱虚而昼日烦躁，夜间安静；茯苓四逆汤证则为阴阳两虚昼夜均烦躁。茯苓桂枝白术甘草汤证为饮邪不化阻遏清阳，头眩、动经则身振振摇；若阳虚更甚则证亦加重而为头眩、身动、振振欲擗地之真武汤证。若有表证而兼有里寒，本于里证者应先救里用四逆汤。若亡阳而惊狂心神不安者，则用桂枝去芍药加蜀漆牡蛎龙骨汤。灸法适用烧针令汗出而至针处核起而赤；在针处所起核上各灸一壮，合桂枝加桂汤能治疗奔豚。

阳明篇所用温剂有两个：吴茱萸汤证（243 条），为胃寒生浊，食谷则泛泛欲呕；四逆汤证（225 条），为表热里寒，下利清谷。

太阳篇使用四逆汤第 91 条为急温法，余皆当缓温剂使用。

从上述温法方剂可以看出，仲景对温法的使用是很有尺度的，药物的选择和用量都很精密，心阳虚（表虚）用桂枝；中阳虚则用干姜；肾阳虚则用附子；表寒用生姜；里寒用吴茱萸。诸方均是以上述尺度选药。而且病情急重者取峻烈之药，所用药量大；病缓者，用药亦缓。变汤为丸（如理中丸）者用药量亦小。

对温法的禁忌证，《伤寒论》中没有明确提出，仅有第 159 条云"……医以理中与之，利益甚……"，以及对烧针、温针火灸致变病的描述（如 115～118 条、221 条）与禁温法有关，其他条文也未见不可温之例，这也许是仲景没有因用温法而致偾事的结果，也是仲景治伤寒病以扶阳为主精神的体现。不过《伤寒论》中对表里兼证使用汗法和温法的先后，论述的较为详细（如90、91 和 372 条），法度甚是森严。

关于和法，我们首先应认识一下，"和"字的含义与和法的适应证——不和证。

《说文解字注》云："和，相应也。"不和，即事物中相互关系着的两个方面不能相应。

在疾病过程中，相互对应的两个方面中，一方发生了变化，但另一方面未发生对应的变化，造成的不谐调的状态，即不和证。治疗不和证的法则，即和法。

中医学中，一切病证都是由于阴阳偏颇、不谐调所致，一切治疗的目的都是要"阴平阳秘，精神乃治"，从这一角度来看，和法应包括一切治疗法则。

就词义而言，和法是一切治疗法则的总称。但是在医学中，"和法"是作为一个独特的治疗法则而出现的，这是因为"和"字可引申为"和平"、"和顺"、"缓和"等义，因此和法与他法的区别在于作用比较缓和、平顺，如寒热并用、升降兼调、营卫同治等。急速、攻伐、峻烈的方药，用小剂量或制成丸剂，使其作用变得弱小而缓和，即所谓急药缓用，亦可称为和法。这就是我们通常说的和法的含义。

说起《伤寒论》中的和法，很容易使我们想起和解少阳的小柴胡汤，甚至产生只有少阳病才适宜用和法的认识。岂不知《伤寒论》中之和法，并非单用于少阳病，《伤寒论》中明确提出的"不和"病证及和法的适应证，多见于太阳篇和阳明篇。

《伤寒论》中，"不和"的病证有胃气不和（第29、70、71、208、230、265条）；胃中不和（第157条）；荣卫、卫气不和（第53、54条）；里未和（93、152条）；睛不和（第252条）；明确提出能和的方剂有调胃承气汤（29、70条）；小承气汤（208、251、250条）；大承气汤（252条）；十枣汤（152条）；大陷胸汤（131条）；生姜泻心汤（157条）；小柴胡汤（230条）；桂枝汤（第53、54条）及第71条的"欲饮水者，少少与之"。

上述有关"不和"证的12个条文中，有7条直接与胃有关系。以和法方剂而言，除三承气汤与生姜泻心汤共 7 条明显与胃有关外，通常所说的和解少阳剂小柴胡汤（230 条），竟也谓其服汤后"胃气因和"，反不见和解少阳或和解表里之辞。

十枣汤证、大陷胸丸证均为水饮之病，应当与脾湿有关。结合张仲景的另一著作《金匮要略》中"病痰饮者，当以温药和之"的原则，可知仲景治痰（水）饮均用"和法"，不过彼温此凉而已。

至于桂枝汤证，《伤寒论》中已明言为"胃气不和"，且又为补建中气之方，方系中土之剂无疑。这一观点，已被不少学者所认识（下节中即将详述）。

由于脾胃属土，而且《内经》云："土曰稼穑"，"脾德在缓"，因此，恢复中土功能的方法即是和法。仲景之和法正是针对脾胃病证而设。

和法方剂的特点为药力和缓，上述方证中除十枣汤证为"得快下利"，大承气汤（252 条）证为"急下之"之外，药力都较平和。对于急峻之剂，无论在制剂或给药方法上，都有明显缓和、平顺的特点，如用小承气汤，在服药方法上则"少少与，微和之"（251 条）、"微和胃气勿令至大泄下"（208 条），用调胃承气汤时，"少少温服之"，大陷胸丸则是峻药缓制。

由此可见，张仲景的和法，虽然是一种独立的治疗法则，但是寓于汗法（桂枝汤、小柴胡汤）、下法（三承气汤、十枣汤、陷胸丸）、温法（见《金匮要略》）之中的，所和者，乃是内外（少阳证）、上下（痞证）、表里（里实表虚）、寒热等。而能总领诸多不调和者，在五行中唯有土能当之，"和"即和中土。笔者以为此为仲景和法真谛，而《热论》中未设此法。

七、《伤寒论》与《热论》饮食及瘥后调护比较

《热论》中提出"诸遗者，热甚而强食之，故有所遗也，若

此者，皆病已衰，而热有所藏，因其谷气相薄，两热相合，故有所遗也"、"病热少愈，食肉则复，多食则遗，此其禁也"，并指出治遗的原则为"调其逆从，可使必已矣"。

《伤寒论》中明确指出的"将息法"，见于第 12 条桂枝汤下，云："服已须臾，啜热稀粥一升余，以助药力，温覆令一时许……禁生冷、黏滑、肉面、五辛、酒酪、臭恶等物。"第 31 条葛根汤后又云："……余如桂枝法将息及禁忌，诸方皆仿此。"第 12 条的将息法及禁忌，其中啜热稀粥还见于第 20～23 条、25、42、234、276、372 等条，是为中虚之人而设，欲借粥之水谷之气以建中，啜热粥及温覆保暖以助其汗出；粥须稀者，以其水多可助汗源；所言禁忌诸物，肉面黏滑，易腻胃而妨碍发散；生冷、酒酪、臭恶之物易损伤胃气而使中土不运。所言饮食禁忌之目的，虽有一为建中气、一为防止热与谷气相合之不同，但其保胃气的目的是一致的。

对中气不虚之证用汗法时，即不需啜热稀粥，如第 14 条（桂枝加葛根汤证），35 条（麻黄汤证），均明言不须啜粥。

第 338 条乌梅丸方下，也有禁生冷、滑物、臭食之说，其用意亦与桂枝将息禁忌法相同。

第 141 条小白散方下云"（服后）不利，进热粥一杯，利过不止，进冷粥一杯"，是因方中含巴豆，其性得热则泄，得冷泻即止。这也是服药后应注意的。

第 75 条云："发汗后，饮水多必喘，以水灌之亦喘。"指出了汗后还应该注意不要饮水太多和洗浴，以免发生寒水束表和寒水射肺，而见喘证。

《伤寒论》在辨三阴三阳脉证并治六篇外，又另立《辨阴阳易差后劳复病脉证并治》一篇。除记述了《热论》所说的食复有所遗外，还提出了劳复和阴阳易的概念，并列出了"调其逆从"的具体方药。劳复用枳实栀子豉汤（第 393 条）；食复者"损谷

则愈"（第 398 条）；阴阳易用烧裈散；病差后又发热用小柴胡汤
（第 394 条）；虚羸少气，气逆欲吐用竹叶石膏汤（第 397 条）；
腰下有水气用牡蛎泽泻散，胸上有寒、喜睡用理中丸（第 396
条）；包含着伤寒病愈后要避免房事、强食、劳力过度的调护方
法，及对病后"有所遗"的治疗方法。

第三节 《伤寒论》与《汤液经》比较

一、《汤液经》及《辅行诀五脏用药法要》与《伤寒论》的关系

晋代皇甫谧《甲乙经·序》云："仲景论广《伊尹汤液》数
十卷。"皇甫氏生活年代去仲景未远，其言应当可信。但《伤寒
杂病论·序》中云"撰用《素问》、《九卷》、《八十一难》、《阴阳
大论》、《胎胪药录》，并《平脉辨证》为《伤寒杂病论》合十六
卷"，未及《汤液》，皇甫氏之说又似属可疑。

况且现存书籍及古代书目中均未见《汤液》一书，只能从
《汉书·艺文志》书目中有《汤液经》来推断《汤液》即《汤液
经》。《汤液经》相传为商代伊尹所著，亦早已亡佚，这使从《汤
液》探求《伤寒论》的学术本源无从着手，实乃千古憾事。

笔者先师张大昌（字唯静，1926～1995 年）先生家藏珍籍
《辅行诀五脏用药法要》（下简称《法要》）一卷，系梁代陶弘景
所撰。该书历尽沧桑，几经沉浮，近年才公开于世（详情请参阅
《辅行决研究》一书），打破了千年来从《汤液》探索《伤寒论》
的沉寂。

书中记载了《汤液经法》的一些内容，并明确指出"汉晋以
还，诸名医辈，张机、……皇甫玄晏……等，皆当代名贤，咸师

式此《汤液经法》……"，"外感天行，经方之治有二旦、四神大小等汤，昔南阳张机，依此诸方，撰为《伤寒论》一部，……"，可为皇甫氏之说的佐证。皇甫氏所说的《汤液》即《汤液经法》，比《汉书·艺文志》书目之《汤液经》多一"法"字。笔者以为《汤液经法》即《汤液经》。因为世传伊尹撰《汤液经》这是无所异议的，而《法要》云"商有圣相伊尹，撰《汤液经法》三卷……"，可知二者实为一书，不过《汉书》省略一"法"字而已。无论如何，《法要》是"迄今为止，记载《汤液经》文字最多的书籍"（见王淑民《上海中医药杂志》，1991 年第 3 期）。

姜春华教授在《历代中医学家评析》（上海科学出版社，1989 年 9 月第 1 版）中说："《汤液经》相传是商·伊尹所作，实即今《伤寒论》的前身。"故《法要》是当前研究《伤寒论》学术思想本源的重要史料之一。

二、《辅行诀五脏用药法要》简介

《法要》原卷题名为《辅行诀五脏用药法要》，为梁·陶弘景所撰。全书约一万字，载方 57 首（据师传手抄本统计，现出版本载方 51 首），但《法要》原文曰："今检录常情需用者六十首……"可知现存《法要》已佚方三首。

《法要》原卷无目录，今据笔者拟题陈列如下：

（一）序

（二）辨五脏病证文及方例

（三）救诸误治致变方例

（四）经方救诸劳损病方例

（五）二十五种药五行互含表

（六）金石药五行五脏补泻及五劳方例

（七）汤液经法用药图

（八）治外感天行经方六神汤

（九）开五窍以救卒死中恶方

《法要》五脏用药的法则集中表现在《汤液经法》用药图，它体现了以五行五味体、用、化为内容的五脏补泻方剂组织原则。书中对五脏病证虚实的辨别，所用的引文多出自《素问·脏气法时篇》及《灵枢·本神篇》，但语句稍有差异。所用药物性味，多依《神农本草经》所载，而又阐发了五行五味互含之意。五脏病证虚实补泻方例均有大小汤名，而且心病项又列出大小补泻汤共四方，以应心胞病之虚实病证。

治外感天行经方六神汤与《伤寒论》的关系尤为密切，其中六神汤亦各大小，共 12 方。六神汤以青龙、白虎、玄武，朱鸟四方之神命名，又统以阴阳二旦大小汤。

综观《法要》全书宗旨，无论是五脏虚实病证，还是外感天行病证，以及虚劳、误治、卒死、中恶的用药规范，都是以五行学说为基础的，但是亦渗入了阴阳学说的内容。如五脏虚实病证，已有心之五行火证，复立心胞火证，共为六病；外感天行方于四神方外又立阴阳二旦为六神方，这都是地之五行理论与天之三阴三阳六气理论相融合的表现。可以说《法要》的学术思想是以五行为体，阴阳为用，也是阴阳五行合流思想的产物。

从前面所设的《法要》目录来看，该书内容对病因分为三类：一、内伤类；二、外感类；三、外伤，食物中毒及卒死类。救误治及诸劳损方证均由外感成内伤病发展而来。外伤、食物中毒及卒死既不属外感，也不属内伤，乃是后世所说的不内外因。《法要》这些内容在病因学方面，已与后世的三因说无异。

《法要》阴阳五行合流的思想不仅表现在内伤病的以五为制和外感病的以六为制的问题上，更重要的是它把五行各分体用。体有质体、本体之意；用有作用、功能之意，这是一对如同阴阳关系的古代哲学词语。体用并列作为一对哲学用语，始于魏国王弼（公元 226～249 年）"体用一源，显微无间"之语，同时期的钟会（公元 225～264 年）的《四本论》亦曾用体用释《道德经》的有无观；晚清尚法园（俗名尚渭南）著《谈老》（民国 23 年十月初版，光明印局印制），认为体用乃老子发明，故其概念可上溯至老子。"用"在《老子》中已多次提及，所言之"器"、"物"即体之意，如"三十辐共一毂，当其无，有车之用，埏埴以为器，当其无，有器之用……"。

《法要》中五行体用的思想，是阴阳五行思想合流的产物，但其中的《汤液经法用药图》是《汤液经法》中所有，还是陶氏所作，尚不能肯定。陶氏与陆静修有师承关系，而陆氏对体用有无之说有所发挥（见近年出版的《道家哲学史》）。从《汤液经》成书年代和体用概念最早出现时的年代分析，很可能是陶氏据《汤液经法》的内容总结而成，这在五行学说发展史上，有着重要的进步意义。但遗憾的是，由于《法要》的历史命运，使这一思想长期没有得到发挥和利用，尤其在研究《汤液经》和《伤寒论》的关系方面，不能说不是一种损失。《法要》中内伤杂病与外感天行病具备，其学术思想又本于《汤液经法》，已佚的《汤液经法》可能是《法要》的蓝本。《伤寒论》原名《伤寒杂病论》，或许也是以《汤液经法》为蓝本的。若真是如此，则五脏病证虚实补泻诸方为《金匮要略》之前身，治外感天行的六神方及救误诸方为《伤寒论》的前身，是很有可能的。在新的历史资料出现之前，我们不妨先把《法要》看作是《伤寒杂病论》的蓝本，作为探索《伤寒论》的学术本源的资料之一。

三、《汤液经法》用药图与补泻汤组织探析

《法要》所载汤液经法用药图（图名系笔者拟加，见图 29）。高度概括了《汤液经法》方剂的组织制度和法则。原文

曰："主于补泻者为君，数量同于君而非主故为臣，从于佐监者为之使。"

《法要》五脏各门大小补泻方例之首，均有补泻适用的药味条文。诸条文系撰用《素问·脏气法时论》文义而成，唯肺、肾两门有所不符。今以肝门为例，对照二者文句，以明其义。

《素问·脏器法时论》："肝苦急，急食甘以缓之……肝欲散，急食辛以散之，用辛补之，酸泻之。"

《法要》："陶云：肝德在散。故经云：以辛补之，以酸泻之。肝苦急，急食甘以缓之，适其性而衰之也。"

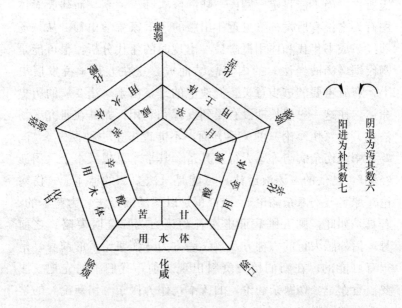

图 29

肝为将军之官，五志主怒，其性急躁。过怒伤肝，故应用甘味之药以制约其躁急之性，来维护肝的正常生理活动。肝主疏泄，其气条达，其德（欲）为散。在五味中，辛者能散，辛散药物可以帮助肝的疏泄功能，使气机舒畅而不郁结，故用辛味以补之。酸味药性收敛，收敛可制约肝的疏泄功能过亢，避免损耗肝之质体，故泻肝用酸。

由此可知，《法时论》与《法要》对肝病的虚实之辨，是以功用不足为虚，功用过亢为实，以不过于躁急为正常的生理状态。在治疗上，补用辛，泻用酸，用甘味以助其正常气化，这与图 29 肝之体、用、化味的配属是完全相应的。图中五脏体用之味，即五脏补泻方剂的君臣药之味。余脏类此，不细述。

《法要》与《法时论》肺肾两脏的有关文句不一。《法要》文为："肺德在收。故经云：以酸补之，咸泻之；肺苦气上逆，急食以辛散之，开腠理以通其气也。""肾德在坚。故经云：以苦补之，甘泻之；肾苦燥，急食咸以润之，致津液生也"。

《法时论》文为："肺苦气上逆，急食苦以泻之……肺欲收，急食酸以收之，用酸补之，辛泻之。""肾苦燥，急食辛以润之，开腠理，致津液通气也。"

笔者认为，当以《法要》之记载为准。其理由有三：《法时论》之文，脾肾两脏均为"急食苦"，而无"急食咸"之脏；肾条有"开腠理"，又云"致津液"，肺却又缺此形格之句，显然不合《法时论》五行类属各异之通例及排比文法，此其一；就临床所见，肺气上逆最典型、最常见的病证莫如咳喘，其病机多为肺气不宣，常用辛散宣肺药以收效，肾病虽可有虚不纳气之喘，但其治疗亦必不能取辛散之味以走散之，而应用酸敛收降之味；肾病致燥则可见五液干涸及干血，癥瘕等证，常用元参、龟板、芒硝、水蛭等咸味药软坚润燥以生津。至于用辛味药以润燥生津，如《本草备要》细辛项下所云"水停心下则肾燥，细辛之辛能行水气以润之"，似乎可作为"肾苦燥，急食辛以润之"之注脚，殊不知此等咽干津少之燥证，乃是本章第一节"三"所云之寒水不化证。其病机为水停心下中土之位不得敷布而为津液，应属脾湿范畴，用细辛治之，乃助脾体以散湿之法，此其二。此两书文句的差异，在于字句的次序有别，当为传抄《法时论》者的失误，王淑民氏有言："《法要》保存了《素问》、《灵枢》早期文字面貌，可用来校勘其脱衍讹误之用。"（见上海中医药杂志，1991年第 3 期，敦煌卷子《辅行诀脏腑用药法要考·小结》），此其三。

五脏补泻诸方，根据用补体泻的原则确定所用药味，是调节体用平衡的方法，其中君、臣药同为体味或用味之药。君药是对病症起主要作用之药，臣药起协同辅助作用。然而体用乃一对阴阳，体病必及用，用病必及体，故在补助用味（或体味）的同时，又必须以体味（或用味）为佐监，方能使体用生生不息，补泻无过。其君药味的具体选择，《法要》中以二十五种药五行互含（见表 5，此表系据《法要》整订稿文义而制）之事为据。

五脏补泻汤的君药选择，以肝为例：补肝用辛，木中之木桂枝为君；泻肝用酸，酸属金，金中之木芍药为君。它脏仿此。

表 5

	木	火	土	金	水	五味
木	桂枝	生姜	附子	细辛	干姜	辛
火	旋复花	牡丹皮	泽泻	葶苈子	泽泻	咸
土	薯蓣	生甘草	人参	炙甘草	茯苓	甘
金	芍药	山萸肉	五味子	麦门冬	枳实	酸
水	黄芩	黄连	白术	竹叶	地黄	苦

仍以《法要》肝之补泻汤为例，看其全方组织与药味的关系，如表 6：

表6

补				泻		
君	臣	监	佐	君	臣	监
桂枝	干姜	五味子	薯蓣	白芍	枳实	生姜
辛	辛	酸	甘	酸	酸	辛
用味	体味	化味		体味		用味

　　小补汤用二用味一体味，小泻汤用二体味一用味，意在调节体用平衡，虚证本脏之化源衰疲，故补肝又以一化味佐之，桂枝为木行中之辛味，故取为补肝之君，干姜为木中水药，肝之用虚则不能滋生肝木，故取木中之水药干姜为臣；芍药为金中木药，金能克木，故用之为泻方之君，枳实为金中水药，肝体不足则水以生之，故取枳实泻肝而生之者为臣。

　　至于本脏虚实病证涉及它脏，引起整体之变，则用大补泻汤，大补汤宗《难经·七十五难》"子能令母实"之义，在本脏小补汤基础上加子脏小补汤（去其化味），益其子脏使其不食母之气，而本脏自然得益；大泻汤则宗同篇"母能令子虚"之义，在本脏小泻汤的基础上加母脏小泻汤（去君药）以衰其实证之源。大补肝汤之组成如表7：

表7

药物	桂枝	干姜	五味子	薯蓣	旋复花	牡丹皮	竹叶
药味	辛		酸	甘	咸	咸	苦
小补肝汤				小补心汤去化味			

大泻肝汤之组成为如表8：

表 8

药物	芍药	枳实	生姜	甘草	黄芩	大黄
药味	酸		辛	甘	苦	咸
小泻肝汤				小泻肾去君药		

从肝之大补泻汤组成表 7、8，可以看出，补汤由二辛、一酸、一甘、二咸、一苦共七味组成；泻汤用二酸、一辛、一甘、一苦、一咸共六味组成，这一规律即图 29 下所注"阳进为补，其数七，阴退为泻，其数六"之义。皆可从图 29 推求而得，其推求方法如下：

该图系以用为阳，以体为阴。补汤以助用为主，从本脏用味开始为一，按图下箭头所示之顺时针方向数用味至七，其中所包括的用药味，正是大补方中所用药味；泻汤从本脏体味开始为一，按图下箭头所示之逆时针方向数体味至六，其中所包括的体药味，则正是大泻方中所用药味。

图 29 五角处各有一"除×"字样，金水相邻之角处"□"，系藏经洞原卷残缺字，"逆"字乃据先师张大昌先生之说，所补。"除×"是指角处两旁相邻的体味药和用味药同用时的作用。如除痞之两旁，一为火之体味苦，一为木之用味辛，辛苦同用可除痞，它处可以类推。

《法要》所载救误五泻汤的组成。均与五角处之"除×"有关，如泻心汤为除痞之方，其中黄连之苦与干姜之辛同用，即是此义。查《法要》救误五泻汤，皆由五种药组成，所用药味，皆与此图相符。如泻心汤由黄连、黄芩、人参、甘草、干姜组成，其药味为二苦二甘一辛。如将除痞之处的左侧火之体味作为一，向逆时针方向数各体用药味至五，而将在除痞右侧木之体味酸替换成木之化味甘，则正与泻心汤药味相同。它汤可以类推。

《法要》救诸劳损五补汤，原文云："综观其意趣，盖亦不外虚候方加减而已……然其方意深妙，非俗浅所识。缘诸损候，藏气互乘，虚实错杂，药味寒热并行，补泻相参，先圣遗奥，出人意表。"

救诸劳损五补汤，小汤均系六种药组成，大汤系小补汤加五畜之相应脏器，如肝劳系救劳小补肝汤加鸡肝，心劳系小补心汤加猪心，脾劳系小补脾汤加牛肉，肺劳用小补肺汤加犬肺，肾劳用小补肾汤加羊肾等。

小补汤六种药中，皆有本脏的体味药一种和用味药二种，其他三种药为相关脏的果、菜、谷各一种。详情，可参《辅行诀五脏用药法要研究》（学苑出版社，2008.5）。

综上所述，汤液经法用药图，高度概括了治五脏虚实病证及救误、救劳各大小补泻汤的组织制度和按味取药的法则。一图之作，诸方尽在其中。《法要》原文云："陶隐居曰：此图乃《汤液经法》尽要之妙，学者能谙于此，医道毕矣。"言虽有失夸张，但该图确实绝妙之极，令人赞叹。

四、外感天行病六合辨证治疗探析

战国时期的庄子，曾从道家和阴阳家的观念，提出"六合"这一名称。所谓"六合"，是指四方上下的空间而言，并不包含时间的概念。《易经·系传》的"六虚"，也含有"六合"的意义。

《法要》云："弘景曰：外感天行、经方之治，有二旦、六神、大小等汤。"又云："弘景曰：阳旦者，升阳之方，以黄芪为主；阴旦者，扶阴之方，以柴胡为主；青龙者，宣发之方，以麻黄为主；白虎者，收重之方，以石膏为主；朱鸟者，清滋之方，以鸡子黄为主；玄武者，温渗之方，以附子为主……（此八方者，）为六合之正精，升降阴阳，交互金木，既济水火，乃神明之剂也。"

从四神汤方名来看，青龙汤、白虎汤、玄武汤、朱鸟汤，所用的是古代二十八宿星象名。

观察二十八宿的运行以定四时八节，是古代除斗建系统之外的又一观象授时方法。青龙、白虎、朱鸟、玄武是分别由二十八宿中的七个星宿群所组成，观察它们轮番交替经过中南天的情况可确定四时八节。据竺可桢氏考证，武王伐纣时代的赤道二十八宿冬至点方位图像，为青龙七宿在正东，白虎七宿在正西，朱鸟七宿在正南，玄武七宿在正北（见徐子评《中国天文医学概论》，湖北科技出版社，1990 年 6 月第 1 版，47 页）。这一天文图像，使人们形成了青龙、白虎、朱鸟、玄武分别为东、西、南、北和春、夏、秋、冬的四方四季之神的概念。

《汤液经法》借用四方四时之神之名以为方剂名称，可以窥知其治疗外感天行病，辨证设方的思想根源为四时五行。

其中青龙、白虎、朱鸟、玄武四方的名称，源于四方之神，故可分别配属东、春、木，西、秋、金，南、夏、火和北、冬、水。至于二旦汤名又有别义。

《说文解字》云："旦，明也。"注云："易曰：明出地上，明当作朝。"下文云："朝者，旦也，二字可互训，……日出地时也。"可见"旦"字之义为日出地上之时。然而以笔者之见，"明出地上"为旦，而"明"本日、月两字合成，日、月皆为光明之源，故不必拘于仅日出为旦，月出地上也可谓之旦。然而"月本无光，借日之光以为光"（见汉代魏伯阳《周易参同契》），故日光可称之为阳光，月光则可称为阴光。

一年四时八节中，如第一章第二节"二"所述，以天之光量的作用分阴阳，则由立春点到立秋点为阳，由立秋点到立春点为阴；换言之，立春点是阳的开始，立秋点是阴的开始。故阴旦和阳旦在方位上可分别配属西南和东北，时间上分别配属立秋和立春，其五行的属性，因其为阴阳之分界而皆可属于土，而以阳旦为阳土剂，阴旦为阴土剂。

《法要》原文曰："陶隐居云：依《神农本草经》及《桐君采

药录》，上中下三品之药，凡三百六十五味，以应周天之度，四时八节之气。商有圣相伊尹，撰《汤液经法》三□，为方亦为三百六十首（疑脱一"五"字，一笔者），……凡共三百六十首（疑脱一"五"字，一笔者）也，……经云：在天成象，在地成形……"可见《汤液经法》与《神农本草经》及《桐君采药录》的学术思想是一脉相承的。其治外感天行病青龙、白虎、玄武、朱鸟四方对应"周天之度"，"四时八节之气。"二旦汤对应上下为土，与四象对应四方之木、金、水、火，合为在地之五行。上下四方谓之六合，而方剂是针对病证而设，则其辨证方法必然是六合体系。

因四神对应四季，二旦对应，日、月之出，故又给此"六合"赋予了时间的概念。

据上所述《法要》六合辨证平面时位图应如图30：

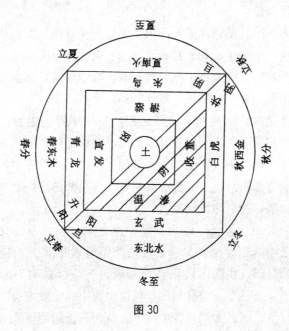

图30

所谓六合辨证，就是辨别病证机理与四时四方、上下阴阳之气的类比关系，而施以相应的治疗方法。今据《法要》六神汤证，试析如下：

阳旦汤证：

外感邪气，遏阻阳气不能升发则郁而发热，热迫津液外出而自汗，表里受损则恶风，甚则汗出不止，而气辍力怯，恶风凉。胃气不和则干呕鼻鸣（鼻与胃经循行部位有关），甚则腹中拘急，不能纳食。

立春之时，阳气初显升腾之用，为一年中之阳旦，其位在东北，在五行属土，其阳势尚弱，小阳旦汤证，正如稚阳被遏，治之则取桂枝辛散升阳为君，白芍酸收阴液为臣，佐以甘草之补气生津，姜枣之辛甘以助土之体用；病甚者，中土衰，故加芪、参、饴，以建补中土而名大阳旦汤。

阴旦汤证：

热邪不除，蒸腾津液而汗出，上越则头目痛，脾气痞塞不通则腹中痛，干呕、下利、甚则风（木）火相生而头目眩，热灼阴伤而咽干，脾土痞塞则干呕、食不下、心中烦满，胸胁支痛；邪并于外则寒，并于里则热，里外不和则寒热往来。

立秋之时，阴气初显凉降之用，为一年阴气之始，一月之中，月亦初见于西南，於五行属土位，此时此位，阴气尚微。小阴旦汤证，正如阴气初至，不足济阳，治之则取黄芩之苦平扶阴为君，臣佐如阳旦；病甚者加柴胡苦平升阴清热，协助人参、半夏调中除痞，而名为大阴旦汤。

阴阳大小四旦汤，均为补助中土之剂，以甘草、大枣、生姜，土之用味二体味一为基，证由阳不升者加黄芪、桂枝以升阳，为阳旦汤；由阴不济阳者加柴胡、黄芩以扶阴，为大阴旦汤，其中又有甘草、芍药同用，可缓解腹中拘急或疼痛，是寓有益阴除躁急之剂；大阴旦汤中黄芩、芍药酸苦同用可除烦，黄芩半夏同用苦辛开降可除痞，可见外感天行之方，亦与图 29 按味取药法契合。

青龙汤证：

外感之邪，气实在表，气机不得宣发而发热无汗、恶寒，肺气不能宣降而喘，邪在体则痹而作痛，甚则动其中土而干呕，水饮犯肺则喘咳不止。

春季之时，万物萌动，生机勃勃，气机宣发，其位在东，於五行属木，有条达曲直之势，青龙汤证，正如不得春季肝木宣发条达之气而为病，故治之取麻黄发越达表为君，杏仁宣通肺气为臣，桂枝、甘草之辛甘助中土之体用以资助其汗，名为小青龙；病甚者加细辛、半夏二辛温以宣降水饮，五味、白芍二酸收以充耗散之津液，且二辛二酸正所以平调肝木，使肝木与肺金谐和而诸病自除，名为大青龙汤。

白虎汤证：

邪热不得清降而益炽，热气不收，蒸腾津液而大汗出，汗多津伤而口舌干燥，大渴引饮以自救。热甚则心神受扰而烦，燥甚则肺伤而呷嗽不止。

秋季之时，万物肃杀，水火俱收，其气凉降，其位在西，于五行属金，有收重之势。白虎汤证，正如不得秋季收重凉降之气而为病，故治之取石膏质重沉降，善凝性凉者为君，知母苦而清热为臣，甘草、粳米和胃气以助生化之源，名为小白虎汤。病甚者，加麦冬、竹叶润燥除烦，半夏、生姜蠲饮和胃以止呕，且方中有知母与甘草，麦冬与竹叶甘苦同用助肾水而除燥，生姜、半夏二辛与粳米、甘草二甘同用，益土之体用而助其气化，名为大白虎汤。

青龙、白虎大小四汤，为邪气实而设，仿借春秋两季之气势以除邪，皆寓有补益中土以资化源之意。

朱鸟汤证：

邪热在内，肾阴被耗而不济心阳，则为烦而不安，甚则热动心血而血从下去，心气受伤而心中不安，中土受病而腹痛如刀刺。

夏季之时，万物长养而繁茂，其气热，其位在南，于五行属火。其势炎燥，势亢则乏于清滋。朱鸟汤证，正如夏势过亢而自伤之候，故原文曰："心气不足"，治之取鸡子黄之甘润，滋肾精为君，以上济心阳；黄连苦寒清热为臣，以折夏热之势，热清阴承烦自除，又佐以黄芩、阿胶清热止血，芍药协黄连酸苦可除烦；协阿胶则甘酸益阴气，名为小朱鸟汤；病甚者加人参、干姜以助中土之体用，且干姜与芍药辛酸调肝可缓急止痛；方中人参、阿胶二甘味与黄连、黄芩二苦味同用，助肾之体用以济心，而名为大朱鸟汤。

玄武汤证：

外感日久，热去而虚寒内生，水不得温化则小便不利，中土受病则腹中痛，四肢冷。甚者腰脊沉重，少腹中冷，大便鸭溏，气辍力弱。

冬季之时，万物归藏，其气寒冷，其位在北，于五行中属水。其势凛冽，势亢则乏于温渗。玄武汤证，正如冬势过亢而自伤之候，故原文曰："肾气不足"，治之取附子辛热回阳为君，茯苓甘淡渗利为臣，干姜、白术补中土而助阳，芍药酸收益阴以为姜、附之佐监，名为小玄武汤。病甚者加人参、甘草以补中建土。方中茯苓、甘草、人参三甘助肾体，白术一苦助肾用。水之用即火之体，是白术亦益肾阳之化源。干姜、附子之辛，协人参、甘草、茯苓之甘，为助中土生化之本，姜附之辛合芍药之酸，两驰一张，助其疏泄小便之力，方名大玄武汤。

朱鸟、玄武大小四汤，为正气虚而设，其证如夏、冬两季气势过亢而自伤，故原文中有"心气不足"、"肾气不足"之语，法以清滋，温渗以助之，亦皆寓有补益中土以资化源之意。

纵观《法要》外感天行病之六合辨证，乃是以二旦汤证应上下，以象土，为中土脾胃失调的证治；青龙、白虎二汤证应东木、西金，为邪气实（肝、肺）的证治；朱鸟、玄武二汤证应南火、北水，为正气虚（心、肾）的证治。诸小汤证病情单纯，病在一方一脏，大汤证复杂，病涉他方他脏。其方剂组织制度，均与图 29 有关，而且诸汤均寓有建补中土之意，符合第一章第二节"二"所述神的概念，故其方可称神方。其辨证方法，属五行体系，但也容纳着阴阳。上下四方谓之六合，故其辨证可称之为六合辨证。

五、《伤寒论》与汤液经法五脏五味用药法比较

张仲景在《伤寒论》中，未明确指出五脏五味的用药法则，但在《金匮要略·脏腑经络先后病脉证第一》中曾指出："夫肝之病，补用酸、助用焦苦，益用甘味之药……（其下十七句疑为衍文）此治肝补脾之要妙也，肝虚则用此法，实则不在用之。经曰：虚虚实实，补不足，损有余，是其义也，余脏仿此。"

这段文字是张仲景治疗五脏虚证按味施药的法则。其"治肝补脾"乃是整体调理，并有治未病的意义。我们不妨借用《金匮要略》的用药法则，与《汤液经法》用药图比较分析其方剂组织制度。应该指出的是，此段文字所述为内伤杂病的虚证用药法，重在调节五脏之气，而《伤寒论》为外感病而设，重在驱除外感之邪，而不是调理五脏之气。因此用药法度不会完全相符。另一问题是张仲景所用之补味药，正是图 29 中五脏的体味药，与《法要》以用为补，以体为泻恰恰相反。其实只要把五脏体用理解为五脏之阴阳即可。此为补，彼即为泻；此为泻，彼即为补。这样一来，以体为补或以用为补，都是无所谓的。

以上述仲景五脏五味用药法对照图 29，可知张仲景的补法

是用本脏的体味和化味，即体以补之，化以益之。至于所用的"助"味，则是生我之用，我生之体，我克之化，三者是同一药味。"助"，《说文》云："助，左也（左即今之佐字）"有佐助之义。这是仲景补法中的全局用药法，也是为防止病传它脏的用药法。

根据上段《金匮》的文字，张仲景五脏补法（即《法要》之泻法），用药法则应如下：

补肝：用酸，以甘味益之，焦苦以助之；

补心：用苦，以酸味益之，辛香以助之；

补脾：用辛，以苦味益之，咸腥以助之；

补肺：用咸，以辛味益之，甘淡以助之；

补肾：用甘，以咸味益之，酸臊以助之。

上述五脏补法，有趣的是若把各脏补法按药补味、助味、益味的顺序排列，然后在图 29 中，自本脏之体开始，依次逆时针方向纳入，可见补方药味与图中体用药味相同，而且，在益味药的外圈五角处所示"除×"字样，正好对应所补之脏的主要病证。以土为例，补土用辛，助以咸腥，以苦味益之，从图 29 中土之体味开始逆转，依次为咸、苦，而且"苦"字之后角外处为"除痞"二字，"痞"正是脾土之病证。以此类推，它脏无不契合。

从仲景五脏补法按味取药的原则与图 29 比较来看，张仲景的补法主药味即《汤液》之泻法主药味，其所用之"益"、"助"之味并非《汤液》之臣、使之味，然而却与图 29 中母脏（五行中生我者）之体用药味有关，助味药即母脏之用味，益味即母脏之体味，而且此母脏之体味正是本脏所克者之用味，用味亦是本脏所克者之化味。

通过分析张仲景五脏补法与图 29 的关系，说明了以下几个问题：

1. 张仲景撰《伤寒杂病论》时，吸取了《汤液》按味用药的理论和内容，但另有新意。其补法用药规律与《汤液》小泻汤有关。

2. 张仲景之补方是以本脏体味药一种为君，与《汤液》小泻汤二体味一君一臣，且以一用味为监，对维持本脏体用平衡的作用是一致的。因为监药（用味）与臣药（体味）在功能方面有对立、抵消作用。

3. 张仲景之补方所用助、益之味，即母脏之体用药味，体用同施可增强母脏之气化，即张仲景是通过增强本脏之生源，起到补益本脏的作用。

4. 由于母脏之体味即本脏所克之脏的用味，用味即本脏所克脏的化味，故同时也充实了所克脏之作用和气化，即达到了"（上工）治未病"和"（见肝之病当先）实脾"的目的。

5. 张仲景补方与《汤液》小泻方药味数虽皆为三种药组成，但《汤液》小泻方为本脏之体用味，意在调平本脏体用之偏颇；而张仲景之补方却已涉它脏，有《汤液》大泻方的意义。

究其二者若合若离的原因，很可能是《法要》为陶弘景所撰的"辅行"之书，对《汤液》养生之道多有选录，虽其序中提及"服药祛疾，虽系微事，亦初学（道）之要领也"，但其"服药祛疾"是为修道服务的；与仲景撰《伤寒杂病论》"上以疗君亲之疾，下以救贫贱之厄，中以保身长全，以养其生"的目的迥然有别，因此审视《汤液》的角度也不会完全一致。仲景以儒家思想撰用《汤液》另有心得，以至于与陶氏所撰同中有异。

为进一步说明《伤寒论》与《汤液》之用药原则的关系，我们不妨选用《伤寒论》中方剂，以其药味的配伍对照《汤液》药味配伍原则，以计算其相符几率。由于《伤寒论》中诸救误方，与五脏损伤关系较大，故应予注意。

选方标准

1. 药物组成在 2 种以上、5 种以下的方剂；

2. 药味在 2 种以上、3 种以下的方剂；

3. 药物的五味以表 5 及金石药表为据，表中不载者，本《神农本草经》。豉之味，据《别录》为味苦。

这里做一点说明：金石药五行五味体用表，公开发行本已删去，但笔者认为陶弘景终身从事道教的炼丹活动，对金石药的研究造诣尤深，其说当可为据。

辛甘化苦法

1. 桂枝去芍药汤，2. 桂枝甘草汤，3. 甘草干姜汤，4. 四逆汤，5. 茯苓桂枝甘草大枣汤，6. 茯苓桂枝白术甘草汤，7. 茯苓四逆汤，8. 五苓散，9. 桂枝加芍药汤，10. 干姜附子汤，11. 厚朴生姜半夏甘草人参汤（以上 11 方均为治伤寒救误用方），13. 茯苓甘草汤，14. 吴茱萸汤，15. 桂枝去桂加术汤，16. 半夏散，17. 甘草附子汤，18. 桃花汤，19. 附子汤，20. 通脉四逆汤，21. 通脉四逆加猪胆汤。

上述符合辛甘化苦法的方剂 21 首，其中证状与脾胃证状有关者（包括湿证，水饮证）有：2、3、4、5、6、8、9、11、13、14、15、17、18。

共 13 方；1～11 诸方，均为救误之方。

辛酸化甘法

1. 桂枝汤，2. 桂枝加桂汤，3. 桂枝加芍药汤，4. 苦酒汤。

共 4 首，其中 1～3 首均可救误或专为救误而设，1、3 方证与肝（苦急）有关。

咸苦化酸法

1. 茵陈栀子大黄汤，2. 大黄黄连泻心汤，3. 栀子厚朴汤，4. 大陷胸汤。

共 4 首，证状均与心（火）有关。2、4 为救误方。

甘苦化咸法

1. 栀子柏皮汤，2. 麻黄杏子甘草石膏汤，3. 麻黄甘草附子汤，4. 葛根黄芩黄连汤，5. 黄芩汤，6. 桔梗汤，7. 白虎汤，8. 白虎加参汤，9. 栀子甘草豉汤。

共 8 首，其中 3、6、9 方证与肾有关，2、4、7、8、9 四方为救误方。

咸酸化辛法，《伤寒论》中无此配伍法。

辛苦除痞法

1. 栀子干姜汤，2. 麻黄附子细辛汤，3. 三物白散，4. 干姜黄连黄芩人参汤，5. 麻黄汤，6. 白通加猪胆汁汤，7. 小陷胸汤，8. 十枣汤，9. 桂枝人参汤，10. 附子泻心汤。11. 栀子生姜豉汤。

共 10 首，证状与痞有关者 8、9、10，其中 1、3、4、7、9、10、11 为救误方。

咸辛除滞法

1. 小承气汤，2. 大承气汤，3. 桂枝加大黄汤，4. 桃核承气汤。

共 4 方，均与除滞有关，2 可与误治有关，3 为救误方。

甘酸除逆法

1. 芍药甘草汤，2. 四逆散，3. 芍药甘草附子汤。

共 3 首，均与除逆有关，均为救误方。

甘咸除躁法

1. 调胃承气汤，2. 大陷胸丸，3. 抵当汤，4. 抵当丸，5. 桂枝加龙骨牡蛎汤，6. 猪苓汤。

共 6 首，1、3、4 与燥证有关，均为救误方。

酸苦除烦法

1. 黄连阿胶汤，2. 瓜蒂散。

共 2 方，均与除烦有关。均非救误方。将上述情况综合如

表9：

表9

配伍法	方数	符合图29配伍功能方数	救误方数	救误方数符合图29配伍功能方数
辛甘化苦	21	13	11	8
辛酸化甘	4	2	3	2
咸苦化酸	4	4	3	3
甘苦化咸	9	3	5	0
咸酸化辛	0	0	0	0
辛苦除痞	11	3	7	2
咸辛除滞	4	4	2	2
甘酸除逆	3	3	3	2
甘咸除躁	6	3	6	3
酸苦除烦	2	2	0	0
合计	64	37	40	22

从上表统计可知所选 64 个方剂中，与图 29 配伍功能相符者占总方数的 57.8%，救误方占总方数的 62.5%。其中救误方符合配伍功能者占救误总方数的 55%，救误方符合配伍功能者占总符合配伍功能数的 59.5%。

上述数值提示，张仲景在"博采众方"的同时，对《汤液经法》的方剂和其中的"古训"是比较重视的，尤其是在救误法中，更重视《汤液》的药味配伍原则。

对图 29 五味配伍十法中，以辛甘化苦调土法使用最多，占总方数的 32.8%，可见《伤寒论》对脾胃的重视，体现了保胃气是《伤寒论》的一贯思想。

咸酸化辛调肺金，在所选 64 方中未见一用，结合如前所述及的伤寒病名不立肺金所主之燥病，病传规律曰'一日太阳受之'，而不从肺主皮毛而论的情况，说明了《伤寒论》对肺金并不重视。这不仅是因《伤寒论》为阴阳五行合一的三阴三阳体系，而不是五行体系，还因为肺属金而主燥，《伤寒论》以伤寒而立论，以寒热为主，燥湿为从，且肺为手太阴经脉所主，而《伤寒论》又有重足经，轻手经及尊阳卑阴的思想而形成的。

《伤寒论》与图29用药法的比较方法，并非十分严密，在对张仲景五脏补泻用药原则上，难免有重推理之嫌，在分析药味配伍功用时，药味有三种者，其配伍属何法亦带有一些随意性，但是笔者认为，比较的结果仍可说明《伤寒论》与《汤液》按味取药组方关系的大致情况，相信读者是会理解的。

六、伤寒论方与汤液经法六神汤方证比较

《法要》云："弘景曰：外感天行，经方之治，有二旦，六神、大小等汤。昔南阳张机，依此诸方，撰写为《伤寒论》一部，……"又云："弘景曰：阳旦者，升阳之方……此六方者，为六合之正精……乃神明之剂也。张机撰《伤寒论》避道家之称，故其方皆非正名也，但以某药名之，以推主为识耳。"

《法要》治外感天行六神汤方证，为《伤寒论》之雏形，现本《伤寒论》中六神汤方证有缺，且其方名亦有异同，今条例比较如下，

《法要》原文：

小阳旦汤：治天行，发热，自汗出恶风，鼻鸣干呕者。

桂枝三两、芍药三两、生姜二两切、甘草炙二两、大枣十二枚。

上方以水七升，煮取三升，温服一升，服已，即啜热粥饭一器，以助药力，稍令汗出，不可大汗淋漓，汗之则病不除也。若不汗出，可随服之，取瘥止，日三服，若加饴一升，为正阳

旦汤。

《伤寒论》第12条桂枝汤之主证与此方证同，而多一恶寒发热，自汗前系以"翕翕""淅淅"等形容词。方药中桂枝下有"去皮"二字，大枣下有"掰"字，药量皆相同。煎服法文义相同，而提出以微火煎药，温覆取汗，及禁生冷、黏滑诸物，无"加饴一升为正阳旦汤"之句。

《伤寒论》之桂枝汤即《法要》之小阳旦汤，方证及煎服法完全相符，而前者论述较细。

《法要》原文：

大阳旦汤，治凡病汗出不止，气息嗳嗳，身劳力怯，恶风凉，腹中拘急，不欲饮食，皆宜此方，若脉虚大者，为更切证也。

黄芪五两、人参、桂枝、生姜各三两、甘草炙二两、芍药六两、大枣十二枚、饴一升。

上七味以水一斗，煮取四升，去滓，内饴，更上火，令烊已，每服一升，日三夜一服。

《伤寒论》第100、102条小建中汤证，比大阳旦汤主证缺汗出不止、恶风凉、不欲饮食三证，"心中悸而烦"类《法要》之气"气息嗳嗳"，"腹中急痛"类《法要》之"腹中拘急"，药物则少黄芪、人参。煎服法同。

《金匮要略·血痹虚劳病脉证并治第六》黄芪建中汤，主治：虚劳里急，诸不足，方药与煎服法同大阳旦汤，唯黄芪用量为一两半，用量较小。

《金匮》黄芪建中汤即《法要》大阳旦汤。系《伤寒论》小建中汤（《金匮》亦有小建中汤，主治虚劳，里急、悸、衄、腹中痛，四肢酸疼，手足烦热，咽干口燥，方药服法同《伤寒论》）加黄芪、人参。

《法要》原文：

小阴旦汤。治天行，身热汗出，头目痛，腹中痛、干呕、下利者。

黄芩三两、芍药三两、生姜二两、甘草二两灸、大枣十二枚。

上方以水七升，煮取三升，温服一升，日三服。服汤已，如人行三四里时，令病者啜白薂浆一器，以助药力，身热去，自愈也。

《伤寒论》第172条黄芩汤、黄芩加半夏生姜汤与小阴旦汤有关。

其治文曰：太阳与少阳合病，自下利者，与黄芩汤；若呕者黄芩加半夏生姜汤主之。

黄芩汤方药与《法要》小阴旦汤少生姜；黄芩加半夏生姜汤多半夏，且生姜用量较小阴旦汤少半两（一方为三两，又较《法要》多一两），余药量皆同，二方煎服法同小阴旦汤，但均不啜白薂浆。

《法要》小阴旦汤证身热汗出，头目痛为有外感之邪，腹痛、干呕、下利为脾土受邪之证，是以五行五脏类外感。《伤寒论》以三阴三阳论外感，太阳与少阳同时受邪，可先见身热汗出、头痛之太阳证，头目痛之少阳证，实与《法要》文只缺一'腹中痛'，而干呕为中土不和，故用黄芩汤加半夏，生姜以和中土。

《法要》小阴旦汤服后啜以白薂浆，是取其化水谷之性以助中土。《伤寒论》从太阳少阳合病着眼，故舍之不用。《伤寒论》之黄芩汤加生姜，或黄芩加半夏生姜汤去半夏，调整生姜数量，即《法要》之小阴旦汤证。

《法要》原文：

大阴旦汤。治凡病头目眩晕，咽中干，每喜干呕，食不下，心中烦满，胸胁支痛，往来寒热方。

柴胡八两、人参、黄芩、生姜各三两、甘草，炙，二两、芍药四两、大枣十二枚、半夏二升，洗。

上八味，以水一斗二升，煮取六升，去滓，重上火，缓缓煎之，取得三升，温服一升，日三服。

《伤寒论》第96条小柴胡汤主治条文中，有往来寒热，胸胁苦满，嘿嘿不欲饮食，心烦喜呕等证状，其'或'有证中有渴证，似亦与《法要》大阴旦汤之咽中干有关，而且小柴胡汤可治少阳病证，少阳病提纲（266条）中并有目眩、咽干两证，故此，《伤寒论》小柴胡汤之主证已将《法要》大阴旦汤证包括无余。

《伤寒论》小柴胡汤方药与《法要》大阴旦汤只缺芍药一味，半夏比大阴旦汤少半升，其他药量均同，煎服法亦同。

《伤寒论》小柴胡汤加减法（96条）中有若腹痛者，去黄芩加芍药之例，故小柴胡汤即《法要》大阴旦汤去芍药。

至于《伤寒论》之大柴胡汤，方药与《法要》大阴旦汤虽亦仅差二味药（多枳实、少人参）但其主证离大阴旦证汤甚远，药量也差距较大，故不认为是大阴旦汤所化。

《法要》原文：

小青龙汤。治天行、发热恶寒，汗不出而喘，身疼痛，脉紧者。

麻黄三两、杏仁半升，熬，打、桂枝二两、甘草，炙，一两半。

上方四味，以水七升，先煮麻黄，减二升，掠去上沫，内诸药，煮取三升，去滓，温服八合，必令汗出彻身，不然恋邪不尽散也。

《伤寒论》第35条麻黄汤证，有发热、无汗而喘，身疼腰痛，骨节疼痛，且冠以太阳病，而太阳病之提纲已有恶寒证，是恶寒证自在其中，它如第46条、55条麻黄汤证均有脉浮紧，尤其第 46 条，前半条与第 35 条文义略同。

《法要》谓服药后，必令汗出彻身，而《伤寒论》第 35 条谓取微似汗，但并非麻黄汤证均宜取微似汗，如第 36 条太阳阳明合病之麻黄汤证，第 51 条，55 条均未明言取微似汗。

第 48 条太阳阳明并病又言汗出宜彻，则知其取汗之微、彻与《法要》说有离有合。

《伤寒论》麻黄汤较《法要》小青龙汤在用量上，甘草少用半两，杏仁为七十个，余皆同。

《伤寒论》之麻黄汤即《法要》之小青龙汤减甘草半两。

《法要》原文：

大青龙汤。治天行，表不解，心下有水气，干呕，发热而喘咳不已者。

麻黄，去节、细辛、芍药、甘草、桂枝各三两、五味子半斤、半夏半升、干姜三两。

上方八味，以水一斗，先煮麻黄，减二升掠去上沫。内诸药，煮取三升，去滓，温服一升。一方无干姜，作七味，当从。

《伤寒论》第 40 条小青龙汤主证中，已包括全部《法要》大青龙汤证，唯喘证被列入"或"证中，而且二方煎服法及用量相同。

《伤寒论》之小青龙汤即《法要》之大青龙汤。

《法要》原文：小白虎汤。治天行热病。大汗出不止，口舌干燥，饮水数升不已，脉洪大者方。

石膏，如鸡子大，绵裹、知母六两、甘草，炙，二两、粳米，六合。

上四味，以水一斗，熬粳米熟讫，去米，内诸药，煮取六升，温服二升，日三服。

《伤寒论》第 219 条白虎汤证，有自汗出一证，余证皆不符。第 176 条白虎汤证为表有热，里有寒，脉为浮滑。二条方药均与

《法要》小白虎汤同，而《伤寒论》中石膏用量为一斤。煎服法中，《伤寒论》中煮米熟，汤成；《法要》则先熬粳米，去米再内诸药，余皆同。

《伤寒论》第170条有伤寒、脉浮，发热无汗，其表不解，不可与白虎汤，说明《伤寒论》亦认为白虎汤证应有发热汗出。

《伤寒论》白虎加参汤证有大烦渴不解，脉洪大（26条），大渴，舌上干燥而烦，欲饮水数升（168条），渴欲饮水，口舌干燥（220条），渴欲饮水无表证者（170条），可见《伤寒论》认为大渴欲饮、口干舌燥、脉洪大为白虎加人参汤证。其煎服法同白虎汤。

《伤寒论》之白虎汤方即《法要》之小白虎汤，但其证状只有发热、汗出与《法要》小白虎汤同。口干燥，大渴欲饮、脉洪大，被列为白虎加参汤证。

《法要》原文：

大白虎汤，治天行热病，心中烦热，时自汗出，舌干渴欲饮水，时呻嗽不已，久不解者方。

石膏，如鸡子大，一枚，打、麦门冬，甘草，炙，二两、粳米，六合、半夏，半升、生姜，二两，切、竹叶，三大握。

上方七味，以水一斗二升，先煮粳米，米熟讫去米，内诸药，煮至六升，去滓，温服半升，日三服。

《伤寒论》第397条竹叶石膏汤证，方药与《法要》大白虎汤多人参二两，无姜，麦门冬为一升，去心，石膏为一斤，余药用量同。煎服法为以水一斗，煮取六升，去滓，纳粳米，汤成去米，温服一升，日三服。其主治文为伤寒解后，虚羸少气，气逆欲吐，与《法要》大白虎汤不同。

《伤寒论》之竹叶石膏汤即《法要》大白虎汤去生姜加人参，麦门冬增至一升，但方虽同，而主治不同。其差别原因为前者是为伤寒解后，津气不复，故加参增麦门冬，外邪已解，故去生姜；后者为外感之邪，久不解，故用生姜，虽有渴欲饮水，但为热耗津液所致，故以去热为主，而未加扶正之人参。

《法要》原文：

小朱鸟汤。治天行热病，心气不足，内生烦热，坐卧不安，时下利纯血如鸡鸭肝者方。

鸡子黄，二枚、阿胶，三锭、黄连，四两、黄芩、芍药各二两。

上五味，以水六升，先煮连、芩、芍三物，取三升，去滓，内胶，更上火，令烊尽，取下，得小冷，下鸡子黄，搅令相得。温服七合，日三服。

《伤寒论》第 303 条黄连阿胶汤证，为少阴病得之二三日以上，心中烦，不得卧，与《法要》小朱鸟汤之内生烦热，坐卧不安类同，但无下利纯血证，其药量除阿胶为三两外，余药皆同，煎服法完全相同。

《伤寒论》之黄连阿胶汤即《法要》之小朱鸟汤。

《法要》原文：

大朱鸟汤。治天行热病，重下，恶毒痢，痢下纯血，日数十行，羸瘦如柴，心中不安，腹中绞急，痛如刀刺方。

鸡子黄，二枚、阿胶，三锭、黄连，四两、黄芩、芍药各二两、人参，二两、干姜，二两。

上药七味，以水一斗，先煮连、芩、姜等五物，得四升讫，内纯苦酒二升，再煮至四升讫，去滓，次内胶于内，更上火，令烊，取下，待小冷，内鸡子黄，搅令相得即成。每服一升，日三夜一服。

《伤寒论》中无此方。第 306、307 条有少阴病下利，腹痛，便脓血证，均无热证，用桃花汤。第 371 条为热利，用白头翁汤，均与大朱鸟汤药味不符。第 359 条，干姜黄芩黄连人参汤比大朱鸟汤少鸡子黄，阿胶、芍药，它药药味及主治皆有差异，第

339、341、345、370、346、367 条均有下利，或发热，或日十余行，或下重等，但均不俱治法、方药。

《伤寒论》中有《法要》大朱鸟汤证，而无其方，疑为脱失。

《法要》原文：

小玄武汤。治天行病，肾气不足，内生虚寒，小便不利，腹中痛，四肢冷者方。

茯苓，三两、芍药，三两、白术，二两、干姜，三两、附子，一枚，炮，去皮。

上五味，以水八升，煮取三升，去滓，温服七合，日三服。

《伤寒论》第 316 条，真武汤证，有腹痛，小便不利，与《法要》同；第 82 条真武汤证为水饮病，与 316 条之"此为水气"雷同，与小玄武汤之肾气不足（阳虚不能温化水饮）意义相同，第 316 条虽未有"内生虚寒……四肢冷"，但冠以"少阴病"三字，病为虚寒，意在其中。

《伤寒论》真武汤，方药、用量及煎服法完全与《法要》小玄武汤同。

《伤寒论》之真武汤，即《法要》之小玄武汤。

《法要》原文：

大玄武汤。治肾气虚疲，少腹中冷，腰背沉重，四肢痛，小便不利，大便鸭溏，日十余行，气噎力弱者方。

茯苓，三两、白术，二两、附子，一枚，炮、芍药，二两、干姜，二两、人参，二两、甘草，炙，二两。

上七味，以水一斗，煮取四升，温服一升，日三夜一服。

《伤寒论》中第 340 条，有"手足厥冷，冷结在膀胱关元"证，不具治法方药，第 277、353、388 条四逆汤证有四肢冷，腹中痛，下利等证，方药亦与大玄武汤有关。

《伤寒论》较《法要》缺大玄武汤，《法要》之大玄武汤证，在《伤寒论》中与"四逆辈"有关。

综上所述，现本《伤寒论》对《法要》二旦四神大小神方除大朱鸟、大玄武两方外，余皆有记载，但其方名多有不同，其主治也不完全相同，现将其方名与主治异同情况列表如下：

表10

法要方名	伤寒论方名	方药异同	主证异同
小阳旦汤	桂枝汤	相同	桂枝汤证有恶寒，余皆同
小阴旦汤	黄芩汤	黄芩汤中无生姜	黄芩汤证中无腹痛，余皆同
小青龙汤	麻黄汤	相同	相同
小白虎汤	白虎汤	相同	发热汗出证二方同，口舌干燥大渴引饮，脉洪大《伤寒论》列入白虎加参汤证
小朱鸟汤	黄连阿胶汤	相同	黄连阿胶汤主治无下血证
小玄武汤	真武汤	相同	相同
大阳旦汤	小建中汤	小建中汤无黄芪，与《金匮》黄芪建中汤相同	小建中汤证少汗出不止
大阴旦汤	小柴胡汤	小柴胡汤无芍药	二者相同
大青龙汤	小青龙汤	相同	相同
大白虎汤	竹叶石膏汤	竹叶石膏汤较大白虎汤少生姜多人参	大白虎汤证为外邪久不解之证。竹叶石膏汤为病解后躁渴证
大朱鸟汤	缺		《伤寒论》中有证无方
大玄武汤	缺		与《伤寒论》逆证有关

第三章 伤寒论疑难说要

第一节 《伤寒论》病传愈期说

一、伤寒病传日字说

《伤寒论》全文 398 条中，约 70 余条有"日"数。"日"数用来说明患伤寒病后的病情变化及痊愈的预期，主要有以下几种情况：

1. 用来说明伤寒病传变及传变与否的时间规律。如："伤寒一日，太阳受之。""伤寒二三日，阳明少阳证不见者，为不传也。"见于第 4、5、104、105、110、184、270、271 等条。

2. 用来说明某病又出现某证状的时间，如："太阳病二日，反躁……。""伤寒二三日，心中悸而烦者……。"见于第 23、37、74……等条。

3. 用来说明某证状持续的时间，如"伤寒，不大便六七日……""中风，发热六七日……""少阴病，六七日腹胀无大便者……"见于第 56、74、212……等条。

4. 用来说明使用某种治法的时间，如："太阳病三日，已发汗，若吐，若下，若温针，仍不解者……""伤寒五六日，大下之后……"见于 78、147、149……等条。

5. 用来说明预测病愈的时间，如："（病）发于阳，七日愈。发于阴，六日愈。""风家，表解而不了了者，十二日愈。"见于第 7、10 等条。

上述几种情况的日数即天数（以二十四小时为一天），这种说法看似没有疑问。但是，汉代"日"字并非单指今天的 24 小时，它还有其他意义。了解"日"字在汉代的意义，对我们理解《伤寒论》将会有所帮助。

汉代许慎（公元 200 年前后，与仲景同时期）所撰《说文解字》云："日，实也。太阳之精不亏，从口、一，象形。"清代段玉裁注云："月令正文引《春秋·元命苞》云："日之为言，实也。释名曰：日，实也，光明盛实也，……'0'，象其轮廓，'一'，象其中不亏。"《说文解字》对"实"字的解释为："实，富也。"段注云："实为货物，以货物充于屋下，是为实。"今天我们把"日"字解释为 24 小时或 12 小时（昼），一方面是因太阳为光明之源，故将太阳称为"日"，阳光称为"日"光；另一方面是因习惯上以太阳出没周期为"日"，故以一昼夜或白天称为"日"。

"日"字不单指一昼夜或白天，古代已有先例，如《周易集解·复卦》引侯果云："豳诗曰：一之日觱发，二之日栗烈。一之日，周之正月也；二之日，周之二月也，则古人称月为日明矣。"

如上所述，"日"字的原义为物质充实于一定范围内，而以白天或一昼夜为一日，乃是其引申义。那么，《伤寒论》是论述伤寒病这一事物的，伤寒病以它的证状为实体，而张仲景把伤寒病的证状划分为三阴三阳六个证候群，用来阐述伤寒之事实，每一个证候群都有它特定的证状范围和内容。三阴三阳病证提纲，就是对其证状的内容范围的概括。因此，"日"字可以作为三阴三阳病证单位的代称。

由于《伤寒论》三阴三阳这一套名词，是根据夏至日各时位的阴阳值而命名，因此它既有时间上的顺序性，又有方位上的次序性。在伤寒病中，病情必然会随时间的一维发展而不断地变化，证状也会随着邪气所在部位的改变而发生相应的变化。这种变化的规律，形成了三阴三阳病证变化的次序性，即先阳后阴，先表后里。用"日"数代表其先后次序则为一日、二日等，表达了三阴三阳病证的时位数序概念。

试以此说对《伤寒论》第4条"伤寒一日太阳受之"进行解释："伤寒"指伤寒病；"一日"指太阳的时位单元；"太阳"指太阳病，即脉浮，头项强痛而恶寒等证状；"受"，《说文解字》云："受，相付也。"又云："付，予也。"段注云："……受者自彼言，其为相付一也。"因此可以理解为：伤寒病赋予（人体）第一组证状的范围，它的内容，是脉浮，头项强痛而恶寒，即太阳病。

如此说来，《伤寒论》的"日"字，就不可理解为一昼夜了吗？笔者以为，那也大可不必。因为以一昼夜为一日之义，亦包括在"日，实也"之中，不过其义较为局限而已。况且《伤寒论》的伤寒病如第一章所述，为一类阴寒之邪侵入人体而超越了人体阳气最大阈值所引起的急性传染病，其变化必然较快，病程也不会长达数月或数年，把一日理解为一昼夜还是比较合适的。又如本段所列《伤寒论》使用"日"字的第2、3、4种情况，比较合适的条文更多，这里不过是在提醒读者，不要一见到"日"字，就认为一定是指一昼夜。

《伤寒论》的"日"字，应该是三阴三阳的时位单元。但是，并非仅仅如此。《伤寒论》的三阴三阳六病，是阴寒之邪在不同时间内对人体三阴三阳各时位的作用而形成，所以"日"字还有病因病理上的意义。

《伤寒论》以"日"数为单位，用来表示三阴三阳病的时位单元，以两个"日"数联用来表示风邪和寒邪这两个致病因子的病因病理变化单元。

单日数和复日数是《伤寒论》病因病理和病证分类两个系统的不同用法，这是下面两段所述的主要内容。

二、日数联用与风寒病位关系说

《伤寒论》对日数的描述，有一个有趣的现象，即日数两两联用，如一二日，二三日，五六日……八九日等，而且在使用日数的 70 余条中，日数两两联用者竟达 50 余条，从一二日，二三日至八九日（除三、四日外），都有如此相邻两数联用递加形式的条文。

张仲景的日数联用，是某日或某日的不定词语，还是某日和某日的确定词语？我们可以通过对《伤寒论》有关条文的分析，来找出答案。

《伤寒论》中日数的不定词语，多以"七日以上"的形式出现，如"七日以上"（第 8 条）；"过经十余日"（第 103 条），"二三日以上"（第 303 条），况且还有"二三日至四五日"（第 307 条）和"一二日至四五日"（第 335 条）的条文，亦不写作"二日至五日"和"一日至五日"。这足以说明，《伤寒论》中的日数联用，所表示的必然是一确定词语，其中也必然有它特殊的原因和意义。

我们不妨根据第一章第三节"二"及图 24 所述伤寒病为阴寒之邪的特点和伤寒病的变化规律，进行深入探究。

第一章第三节"二"及图 25 表明，《伤寒论》阴寒之邪为风、寒、湿，三者之间的关系是以寒为主，风湿为从。风性善动，性急，为阴寒之邪入侵入体之先锋；湿邪沉重静滞而后入。而且风寒为天之气，湿为地之气，由于天尊地卑，而湿邪更居从属之位，不如风寒之邪为要。湿邪致病只具病证而不立病名，即其表现之一。

感受风寒之邪而为伤寒。风寒对比而言，风属阳，性善动而易于先入，其性疏泄故势趋于表；寒属阴，而性收引，随风后入而势趋里。故风寒伤人之次序有先后之差，所犯部位有趋表趋里之异。

人体之经络，手经上行，为阳，为表；足经下行，为阴，为里。风与手经同气，易于相合，寒与足经同气，易于相合，故风邪易犯手之经脉，寒邪易犯足之经脉。风为少阳、厥阴之邪，寒为太阳、少阴之邪，二者虽交叉兼挟，但各为一个时位单位，故以相邻两个日数为一病因单位。

太阳时位为人体阳气最盛之时位，其经脉为诸经之藩篱。外邪入侵，太阳首当其冲。太阳感受阴寒之邪，风邪先入而并于手太阳小肠经脉，手太阳小肠经属火而见类似风热之象，则为太阳中风。风邪性疏散，使津液外泄故汗出、恶风，火被风邪激动故发热。即太阳中风在第一日。

二日是寒邪侵入太阳的时间。寒邪随风邪侵入之后，因其趋里而易犯足太阳之经脉，呈寒水之象而无汗、恶寒。阳气被郁则发热。太阳之阳气，即手经小肠之气，手经不病则不发热。此即伤寒一二日为太阳病。

第二日，若阳明正气虚则风邪进入手阳明大肠经脉（据金木互易之理，亦可入于手少阳三焦经脉）。大肠主传送糟粕，已虽受邪，而主受纳之胃尚未受邪，则饮食尚可，故在阳明病云"若能食，名中风"。

第三日，足阳明胃经脉受寒邪而影响胃纳，故《伤寒论》中云："不能食，名中寒"。此即二三日为阳明病。

第三日，风邪入于手少阳三焦经脉（或入手阳明大肠经脉，即出现阳明证状）则两耳无闻、目赤，即为手少阳中风。

第四日，寒邪入于足少阳胆之经脉（或入于足阳明胃之经脉而出现阳明胃经证状，理同金木易位）则见胁下硬满，干呕不能食，往来寒热而为少阳中寒。

第四日，若风邪侵入太阴（或侵入手厥阴心包络之经脉出现相应证状，理同金木易位），则手太阴肺经受风之邪而为太阴中风。手太阴肺经脉为阴中之表，故云"其脉当浮"，而虽为阴中之表，究非阳中之表之太阳证可比，其病位必亦趋于里。太阴之里为脾，脾主四肢，故见四肢痛。脾为至阴之脏，不应有阳热之证状，今因手太阴中风，故其四肢痛描述为"烦痛"。"烦"为有热之状，《伤寒论》中在"四肢烦痛"后云："脉阳微阴涩而长者为欲愈。"是因脉长者为阳脉，为正气来复之象，故为欲愈。

第五日，寒邪入于足太阴脾之经脉，足太阴脾主湿，寒邪犯脾则见自利不渴、腹痛、腹满之太阴中寒证，故四五日为太阴病。

第五日，风邪入于手少阴心之经脉。心属火，风加于火，而出现寸脉洪大之少阴热化证，即少阴中风。若转为阳脉微，阴脉浮，为火降水升，水火既济之象，为少阴病"但欲寐"即将自愈的脉象。

第六日，寒邪入于足少阴之经脉，肾主寒水，以寒加寒，为少阴寒化，即少阴中寒证，而见吐利、厥冷、小便不利。故五六日为少阴病。

第六日，风邪入于手厥阴心包络之脉（或传入手太阴肺经而出现相应证状，理同金木易位），心包络代心行气，属火，以风加火，为厥阴风火，即厥阴中风证。阴病得阳脉为欲愈，故厥阴中风条下云："脉微浮为欲愈，不浮为不愈。"

第七日，寒邪入于足厥阴肝经（或侵入足太阴脾经而出现相应证状，理同金木易位）。肝气主升，其经脉挟胃贯膈，主风，寒邪冲动肝风之气，则阴浊之邪随之上逆而为干呕、吐涎、头痛，即厥阴中寒证。故六七日为厥阴病。

感受伤寒阴邪之后，风、寒之邪先后在三阴三阳各时位上发生作用，而产生三阴三阳各有中风、中寒的证状。

风寒之邪各自历经六次时位的变化（因风寒之邪相差一日，故共七日）而行遍三阴三阳。在此过程中，若某时位上的正气不虚，则不致病，故六个时位上的病证，不一定皆依次出现。经过如此六个时位单元之后，伤寒病的证型一般已经形成，病人或者痊愈，或者死亡。其不死不愈者，则病情迁延，而转入第二轮变化过程，这种情况《伤寒论》称之为"过经"。

第八日，风邪传入手少阳经脉或手阳明经脉，寒邪入于足少阳胆经脉。

第九日，风邪传入手太阳经脉，或足阳明经脉，而表现出相应的证状，依次逐日相传，致十三日再经完毕。然而过经后的病证，必因病久正气内耗而有虚候，已与第一轮病证有质的区别。

依理推测，若致此病仍不死不愈，则可再进入下一轮传变过程，不过仲景书中未再推论。

至此，我们对《伤寒论》日数两两联用的原因已有所了解，原来日数两两联用，蕴藏着风寒犯人有先后手足之机。

由此我们可以明白了为什么古有伤寒传足经不传手经之说。俚谚有云"风从上受"、"寒从脚入"，此理本雅俗所共识，只待为之点透而已。今将风寒之邪传变次序列表如下：

表 11

阴邪　　传经日数 / 病名	厥阴风邪　中风（寒）		少阴寒邪　中寒		太阴湿邪　湿（寒、风、风寒）		再经日数
一日	太　阳				一式　厥阴		八日
					二式　太阴		
二日	一式　阳明		太　阳		一式　少阳		九日
	二式　少阳				二式　阳明		
三日	一式　少阳		一式　阳明		太　阳		十日
	二式　阳明		二式　少阳				
四日	一式　太阴		一式　少阳		一式　阳明		十一日
	二式　厥阴		二式　阳明		二式　少阳		
五日	少　阴		一式　太阴		一式　少阳		十二日
			二式　厥阴		二式　阳明		
六日	一式　厥阴		少　阴		一式　太阴		十三日
	二式　太阴				二式　厥阴		

阴邪		厥阴风邪	少阴寒邪		太阴湿邪	再经日数
传经日数	病名	中风（寒）	中　寒		湿（寒、风、风寒）	
过经	七日		一式	厥阴	少　　阴	十三日以上
			二式	太阴		
再经	八日	太阳			一式　　厥阴	
					二式　　太阴	

三、《伤寒论》病传日数图说

　　表 11 是以风寒之邪的致病特点和伤寒病传变规律，结合金木易位理论推导而来。但是这种方法并没有突出《伤寒论》是以夏至日阴阳时位为基础这一特点，因而它不能表现出阴邪每次进动时对人体三阴三阳影响的具体情况。也就是说，表 11 所表示的病传情况不会完全符合《伤寒论》的实际内容。

　　要解决这一问题，我们可以按照第 一 章 第 二 节"三"所述的办法，把图 25 三阴三阳时位顺序调整一下，使其符合顺时序先三阳后三阴的次序，并将三阴斜置于圆圈外与人体三阴时位对应处

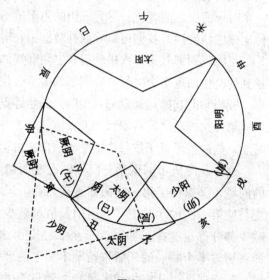

图 31

（如图31），即可用阴邪以每次两个时辰的进度，顺时序依次进动来表示伤寒病传过程了。

图31与图25的差异为三阴和少阳的移位而带来的三个问题。

一是在图25中厥阴与少阳相交一个时辰，图31变为太阴与少阳相交一个时辰。但这并不影响图31的实质内容。因为按照金木易位的理论，厥阴与太阴的时位是可以互换的。

二是图25中由戌至亥空虚之处，在图31中移至了卯辰交点至辰巳交点之间。空虚之处在图25中为人体三阴三阳变化莫测的阶段，在图31中则可用来表示三阴之邪进入人体未发病状态下，随时间推移可发病、可不发病的阶段。因此图31的空虚之处是无法确定邪气是否致病的莫测阶段。

三是三阴邪气（圈外三阴）和人体三阴正气（圈内三阴），均向顺时针方向移动了半个时辰。这是为了适应三阴与少阳交叉一个时辰而引起的变化。尽管三阴的阴阳值不变，但它会影响病传次序的精确性。我们可以采取补救措施，解决这一问题。

可将三阴邪气第一次进动后，三阴邪气的先锋（厥阴风）所达到的时位回退半个时辰，令阴邪的最后时位不变，而将其中风邪（厥阴）的起始点和寒邪（少阴）的始终点均逆时向移半个时辰；第二次进动之前将阴邪中的太阴部分始终点均逆时向移半个时辰，然后就可以仍按每次两个时辰依次进动了。

这样既解决了因调整三阴三阳次序而造成的相差半个时辰的问题，又保证了第一次阴邪进动之后，风寒之邪阴阳量值不变，使第一次进动时阴邪的阴阳量值虽减少了半个时辰，但其减少部分都集中在了卯辰交点至辰巳交点这一阴邪空虚之处，即将所差半个时辰的矛盾推给了不确定阴邪能否致病的莫测阶段，从而保证了伤寒病程中风寒二邪与人体三阴三阳时位关系的精确性。

图 25 为伤寒病邪侵入人体而且未发生病理变化的形象，图 31 是在该图基础上对三阴和少阳位置的调整，故其性质不变，仍是伤寒病程的零点（潜伏期）形象。

依前述办法，将图 31 中圈外三阴之邪所占据的时位，按顺时针方向移动两个时辰，即由丑（巳）寅（午）交点移至巳午交点，然后将巳午交点按逆时针方向移动半个时辰，移至巳点，作为第一次阴邪进动所达时位终点，再将其风邪的起始点，卯辰交点按逆时针方向移半个时辰，达到卯点；把寒邪的始终点逆时向移动半个时辰，即达到由丑（巳）寅（午）交点至巳点，作为三阴邪第一次进动所达时位。

在此时位上，风邪到达于人体三阴三阳中太阳时位的前六分之一处，而寒邪尚未进入太阳时位，因此只会发生轻度太阳中风证状，可以看作是伤寒病的前驱期阶段。在病程计数上，可作为一。

在第一次阴邪进动所达时位上，先把太阴部分按逆时针方向移动半个时辰，即移至丑（巳）点至（卯）点区间，即可开始第二次进动。以后依次进动，共六次后，阴邪又回到原处，即第一个病程周期完毕。

风寒之邪在图 31（伤寒病零点）的基础上，每次进动与人体三阴三阳时位的对应情况如下：

第一次：风邪（厥阴，下同）达到卯点至巳点，在人体太阳的六分之一和阴邪的空虚时位。

寒邪（少阴，下同）达到丑（巳）寅（午）交点至辰巳交点，在阴邪空虚之处及厥阴的时位。

第二次：风邪达到巳点至未点，在人体太阳时位。

寒邪达到卯辰交点至午未交点，包含了人体太阳的三分之二、阴邪空虚之处及厥阴的四分之一时位。

第三次：风邪达到未点至酉点，包含人体太阳六分之一和阳明的五分之三时位。

寒邪达到巳午交点至申酉交点，包含人体太阳的三分之二和阳明的五分之三时位。

第四次：风邪达到酉点至亥点（卯点），包含人体阳明五分之二时位和少阳的五分之二时位。

寒邪达到未申交点至戌（寅）亥（卯）交点，包含人体阳明和少阳五分之一时位。

第五次：风邪达到亥（卯）点至丑（巳）点，包含人体少阳五分之三、太阴四分之三及少阴的三分之一时位。

寒邪达到酉戌（寅）交点至子（辰）丑（巳）交点，包含人体阳明五分之一、少阳及太阴的二分之一时位。

第六次：风邪达到丑（巳）点至卯点，包含人体太阴的四分之一、少阴的三分之二和厥阴的四分之三时位。

寒邪达到亥（卯）子（辰）交点至寅（午）卯交点，包含人体少阳的五分之二、太阴的四分之三、少阴的六分之五及厥阴的二分之一时位。

阴寒之邪经六次进动之后，又回到伤寒病程的零点阴阳时位，即第一病程周期传变完毕。

若阴寒之邪继续进动即进入再经阶段。第七次阴邪的进动所达时位，及与人体阴阳时位的关系，与第一次阴邪进动相同。这时寒邪尚未及太阳，太阳所受之邪，仅是些微之风邪。这个时期是由第一轮病传到第二轮病传的过渡时期，故称第七次阴寒之邪进动为过经期。等到第八次进动时，风寒二邪均达到太阳时位，为病传再经的开始。

再经传变过程中，每次阴邪所达时位及与人体阴阳时位的对应关系，与第一轮传变相同。

上述风寒之邪每次进动所达到人体三阴三阳的时位，表示风寒之邪作用于人体三阴三阳而形成病证的时位。

　　三阴三阳六病的形成过程，并非跳跃式的进展，而是循序渐进的，其中有一个从量变到质变的过程。

　　因为从量变到质变的过程也是一个对立而又统一的整体，也可以看作某一病证的阴和阳，如以量变阶段为阴，则质变阶段为阳，中界应在该时位的二分之一处。这个二分之一点，既可看作量变阶段，又可看作质变阶段。

　　当风寒之邪达到某时位二分之一以下时，即可出现该时位的一些相应证状，但不至于出现其时位所患病的大部分证状和证状的较重程度者，因此可理解为该病的量变阶段。

　　当风寒之邪达某时位二分之一以上时，才会出现该时位病的大部分证状或证状较明显的程度，因此可理解为该病的质变阶段。

　　只有在人体三阴三阳病变达到质变阶段，才可以以该时位名称作为病名，故我们在以风寒之邪每次进动所达三阴三阳时位幅度来为证型定性时，达本时位二分之一以下者不计入本时位病；达本时位二分之一以上（包括二分之一）者，才称之为本时位病。

　　据此，我们将风寒二邪每次进动致病的情况，统计如表12：

表 12

阴邪进动序数	一		二		三		四		五		六		七	
阴邪	风	寒	风	寒	风	寒	风	寒	风	寒	风	寒	风	寒
证名	太阳	太阳	阳明	阳明					少阳	少阳	少阴	太阴		厥阴
									太阴	太阴	厥阴	少阴		
											厥阴			
再经阴邪进动序数	七		八		九		十		十一		十二		十三	

由于阴邪进动时，风速寒迟，时位有先后，故多以两日联用来表示风寒之邪所导致的证型。以风寒之邪达人体三阴三阳时位，所涉时位在二分之一以下者不计入该时位病的前提下，表12中阴邪第一次进动时，太阳时位是空白的。当阴邪第二次进动时，风寒之邪才达到了太阳时位二分之一以上，而形成太阳病。

因第一次阴邪进动虽计入太阳病程，但只有风邪达其六分之一时位。故《伤寒论·太阳篇》中没有"一二日"联称之例，缘由于此。

如果我们把阴邪的第二次进动算作太阳病的阶段，则二三日为阳明病阶段，以此类推，三四日当为少阳病阶段。但是在表12中阴邪的第三、四次进动时，风寒之邪达少阳时位极少，而第四日亦属空白，只有到第五次阴邪进动时，风寒之邪才达到了少阳时位的二分之一以上。这应该是《伤寒论》全书不见三四日联用条文的原因。

至于为何十日以上（包括十日）则不再采用两日数联用，这是因为十日为再经过程中病名空白日（同第四日，见表12），而且十日之后又为三阴病交叉互见阶段（十一日为少阳与太阴交叉），两日联用已不符合疾病传变情况，故《伤寒论》中概言之"十日以上"。

或问：第一病传周期中，四日之后亦为三阴病交叉阶段，何不言"四日以上"？

要回答这一问题，应从三个方面着手。

一是《热论》日传一经的病传理论在仲景时代很可能盛行。仲景根据风寒二邪的特性，立病风、病寒有先后的传变模式，对《热论》来说是一种改进，但在具体运用其说推衍病传规律时，发觉这一模式与用《热论》三阴三阳体系推衍风寒先后致病传变次序的结果有所出入（即表11与表12少阳之后各日病名的差异）。儒家思想甚为浓厚的张仲景，很可能为避"离经叛道"之嫌，对《热论》之说采取了姑息保留的态度。这是他革旧立新不够彻底的表现，是《热论》说的遗迹。

二是在病传第一周期，人体正气比再经时期病程短，而损伤要少，其病传次序不致因脏腑互乘而太过混乱，三阴病交叉互见现象相对较少。这也许是仲景保留旧说遗迹的理由之一。

三是表11中，直至第七日时寒邪才入于厥阴时位，三阴三阳的历程才告完成。虽然表12中第七日为空白（以风寒同处而论），但寒邪尚有二分之一在厥阴时位，与表11仍有相同内容。这也许是仲景保留旧说的理由之二。

无论如何，在病传第一周期，仲景仍用两日数联用，是《热论》说的遗迹。之所以如此，仲景自有其苦衷和主、客观原因。笔者认为，第一病传周期中日数联用，对保证《伤寒论》理论体系的完整性，起到了一定的作用。

或又问：为何《伤寒论》中病传日数以十三日为最大？

答曰：这是因为十三日为再经结束，向下一传变周期过渡的"再过经"时刻，而下一周期病传，因病程已久，正气大伤，其证候将以虚损之候为主，属内伤病或内外兼挟证的成分较大，病传次序已不宜严格按照外感病传次序表述。故十三日之后，不再推衍。

表12是根据风、寒二邪进动有迟速不同，而入犯有先后的差异推导而出，可以说这是一种病因病理计程法。

究其实际，风寒之邪为主从关系，中风者必中寒，中寒者也必中风，二者虽病因不同，但病证只有先后轻重之分；换言之，中风是伤寒的轻证。当然二者证状仍有所差别，如汗出与否，脉之紧缓，热之有无等。总之《伤寒论》中的中风与中（伤）寒，分则为二，合则为一，是构成伤寒病的两大要素。

《伤寒论》的三阴三阳辩证，就是把伤寒病划分为六类，每一类也必备中风、中寒二个病因病理要素。

从表12中可以看出，在以病因（风、寒）病理（风入手经，寒入足经）为主线推导伤寒病程的过程中，并非每次阴邪进动之后，都会在"日"单位内形成中风中寒具备的伤寒病。也就是说并非风、寒每依相邻两日数进动一次，即出现一个风寒兼备的病证，而是有时不出现风寒兼备的病证，如一二日、三四日，而有时却又会出现一日有两个风寒兼备的病证，如第五日、第六日。这正是表12比表11更符合《伤寒论》三阴三阳时位特点的地方。

风寒兼备的"日"单位，其出现的次序，正是《素问·热论》的六经传变次序。亦即《伤寒论》的"一日太阳"，……的次序。这个次序是以病证为基础的次序，在《伤寒论》中都是以单数"日"形式出现的。

由此而论，《伤寒论》的病传有两大系统之说是可以成立的。病因病理系统，是以两日数联用次序形式来表达；病证系统，以单日数次序形式来表达。

日数单用和两数联用两个系统，有着密切的联系，是一个有机的整体。由于它们都是以时序为基础，所以我们可以把这两类系统统一起来，做成一个螺旋式进展的病传图，如图32。

图32中，阿拉伯字数顺时序是表示阴寒（风、寒）之邪作用于人体三阴三阳的时位顺序，格内某时位中风中寒，是在该时位同时受到了较多的风寒之邪，表示该时位的手经和足经分别受到了外感之邪。汉字数顺时序是出现风、寒之邪同时作用于三阴三阳时位的数序，亦即《热论》的伤寒病次序。某时位上单中风或单中寒，或邪量少于本时位总量值二分之一的，未显示于图中。

图中1、2日为太阳中风、中寒，但1日因风、寒之邪势甚微，故不造成典型太阳病证，而第2日，风、寒之邪均入太阳之位，为伤寒病传次序的"一日"；依次为 2、3 日邪入阳明，3、4 日，4、5 日，5、6 日……以至 8、9 日，又较《伤寒论》续出了 9、10 日至 12、13 日。其病名序则依中风、中寒同时出现在一个病因病理序日的次序为数序，如"一"在 2 日，为太阳病，"二"在 3 日，为阳明病等，依次至十三日。

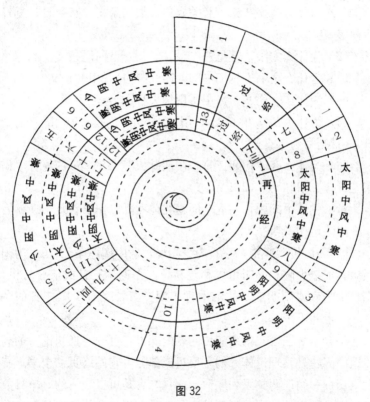

图 32

夏至日三阴三阳时位值不均等，故并非每一病因病理单位日数上都不见某病或都见某病，而是有的病因病理单位日数上为空白，有的日数上会出现两个病证单位日数。如 1、4 日和 7、10 日为病证单位空白，而 5、6 日和 11、12 日上又有两个病证单位日数。

这是由图 31 推导而得出的结果，是《伤寒论》理论体系所决定的。

通过图 32 的制作，我们可以解除伤寒病传日数中的几个疑难问题。

(1) 为什么《伤寒论》有关病传日数的条文，有单日、复日两种形式？

(2) 为什么太阳篇不见一 (1) 二 (2) 日同用条文？

(3) 为什么全书不见三 (3)、四 (4) 日联用的条文？

(4) 为什么《伤寒论》中所用最大日数为十三？

(5) 为什么最大的两数联用为八 (8)、九 (9) 日，至十 (10) 日则写为十日以上？

(6) 为什么有"伤寒三日，阳明脉大"（186 条），复有"伤寒三日，少阳脉小"（271 条）？

对上述 6 个问题，前五个问题在前面都以作了答复，现就后一个问题略作说明。

图 32 病传顺序中，三日为少阳病，病因病理序二 (3) 为阳明病，加上少阳和阳明可以相互易位，无论从三日或从 3 日讲，都是少阳病或阳明病。故书中称阳明三日，又有少阳三日的条文，二者并不矛盾。

综合本节三段对伤寒病传问题的探索，可知《伤寒论》的病传次序问题是其理论体系的重要组成部分，它始终贯彻全书，有病因病理和病证两类系列序数，而且二者是可以统一的。单日数序是复日数序的摘要，复日数序是单日数序的分析。复日数序有病因（风、寒）、病位（手经、足经）、病势（先后、缓急、轻重）、病性（趋表趋里、热、寒）等方面的意义；单日数序有病证分类、病程阶段、病变次序、传与不传、再经与否，以及表里、虚实、阴阳等意义。

通过对病传日数问题的解析，可以证明《伤寒论》传经理论的精密性和准确性。它与《伤寒论》有关日数条文丝丝入扣，无一不合，是《伤寒论》理论体系不可缺少的部分。

四、太阳篇日数联用条文析

在探索《伤寒论》日数联用问题的同时，笔者发现日数联用的条文，多有鉴别诊断伤寒病证的作用。为此，对条文最多的太阳篇中有关条文，逐一分析以证其实。

1. 二三日联用，（共 3 条）

第二日为风寒之邪均在人体太阳时位的时间，第三日风邪在人体阳明，寒邪在人体太阳时位的二分之一和阳明五分之三时位的时间。

第 5 条是伤寒二三日，不见阳明少阳证者，为不传。

二三日为是阳明中风中寒之期，风寒阴邪当入阳明或少阳之位（金木易位），但未见阳明或少阳证，是病邪仍在太阳，故该病型为不传的病型。

第 102 条为伤寒，二三日，见心中悸而烦的小建中汤证。

病邪在阳位，见心中悸而烦，易误诊为热扰心胸之烦，水气凌心之悸。此条之悸而烦，为气虚血虚所致，当用小建中以补其虚。

第 139 条是太阳病二三日，见不能卧，但欲起，心下结者。

太阳病二三日，是邪易入阳明（或少阳）之时，见上述证状应与阳明病之烦躁，心下满之"胃家实"鉴别，否则易误用下法而造成结胸或下利。

2. 四五日联用（仅 1 条）。

第四日风寒之邪在少阳、阳明，但邪之仅有些微，不足以称病。伤寒五日，风寒之邪易在少阳和太阴的时位。

第 99 条，若此时见到身热恶风，颈项强，胁下满而渴，为邪在少阳。特提出有手足温一证，意在与太阴证鉴别，仍宜用小柴胡汤治之。

3. 五六日联用（共6条）

五日邪气易入之时位如上。六日风邪在厥阴的四分之三，少阴的三分之二及厥阴的四分之三时位；寒邪在少阳的五分之二，少阴的六分之五，太阴的四分之三，厥阴的二分之一时位。

第78条，是虽经大下治法而邪易入三阴，但因仍有身热不去之阳证，虽有心中结痛，因其病位在上，故知并非三阴之腹痛，仍宜予吐法以宣散壅结。

第96条，是见中风而有寒热往来……等少阳证，当按少阳证治疗。因五日可见少阳病，六日可见三阴病，更应互相鉴别。

第137条，是太阳病误用汗、下而不大便五六日，舌燥口渴，日晡潮热，心下至少腹硬满不可近之大结胸证，应与"胃家实"证鉴别。

此条指太阳病证状持续时间为五六日，亦为与厥阴之消渴，少阴宜急下证之口舌干燥相鉴别。

第147条，为汗下后，见有寒热往来，胸胁满微结，心烦之少阳证，但因还有渴而不呕，小便不利之痰饮证，故不可因在汗下后，邪易入阴而误诊为阴证之心烦，口渴。宜用柴胡桂枝干姜汤。

第148条，为虽有手足冷，微恶寒，不欲食，脉细等类少阴证，但因有头汗出，阳郁于里而上蒸于头的证状，仍为一半在里、一半在外的小柴胡汤证。

因此时正是邪易入少阳，亦易入三阴之时，故提出鉴别诊断方法。

第149条，为本是柴胡证而经误下，仍可予以小柴胡汤解之。有心下满而硬痛，或满而不痛者，应与少阳篇第273条之腹满，腹痛，及厥阴篇第355条之心下满相鉴别。此条之鉴别诊断意义同第 148 条。

4. 六七日联用（共 5 条）

六日风寒之邪易入人体三阴三阳时位如前所述。

七日是风寒过经之时位。

第 56 条，为伤寒见头痛有热之阳证。小便清，为邪不在里，为有阳证，宜用发汗法。

第 74 条为中风出现热不解而烦，渴欲饮水。此时值过经之期，易诊为太阳表证，但水入则吐，为水逆证。当用五苓散解在表之热、在里之水。

第 98 条，为脉迟浮而弱，手足温等半表半里证，邪气未实而数用下法，致胃气虚，津液耗，邪气蕴结不除而胁下满痛；热邪蒸胃，发于外而身黄；颈项强，是邪未入阴而仍在表阳；其小便难为津液内耗，虽本是柴胡证，但因胃虚津亏，与柴胡汤必下重。

有饮水而呕，食谷而哕之水饮、积食证，皆非柴胡汤所能治。

此条虽病已六七日，邪易在三阴，但应与三阴证之不能食，食谷而哕相鉴别。

第 124 条，为有表证，瘀热在里，血结下焦之抵当汤证。此时亦为厥阴易病之期，故应与 337 条厥阴病之烦躁、小便自利、便血相鉴别。

第 135 条为有实热的结胸证。

此条可与厥阴篇第 340 条相鉴别。此为热，痛在心下；彼为寒，痛在关元。

5. 七八日联用（共 4 条）

第七日为风寒之邪过经之期同上。

第八日风寒之邪易入人体时位同第二日。

第 143、144 条，妇人中风，见寒热发作有时，胸胁下满，谵语等证，经水适来或适断者，为热入血室。

此时为再经之期，见上述证状应与太阳之恶寒发热相鉴别，亦应与少阳、阳明病相鉴别。

第168条，为伤寒吐下后，七八日不解，而见热结在里，表里俱热之证。

其舌干燥而烦渴欲饮为里有热，应与单纯在经之太阳证相鉴别。

6. 八九日联用（共3条）

八日风寒之邪易犯人体时位同上。

九日风寒之邪易入人体时位同三日。

第23条为太阳病见如疟状，发热恶寒，热多寒少，且不呕，清便欲自可证状的预后与治则。

此条见如疟状，应与少阳病相鉴别。九日风寒之邪易入阳明，而阳明与少阳可互易位，故此时亦易入少阳。因虽有如疟状，但其寒热为一日数发，且不呕，故知不为少阳病；虽有热多寒少，面部反有热色（赤），但因其清便欲自可，故知亦不是阳明病。

第107条，为误下后，三焦（手少阳）功能失调则胸满，小便不利而一身尽重不可转侧，邪热内陷，足阳明胃气不和则谵语，火扰心神则烦躁。用柴胡加龙骨牡蛎汤治之。

此条为再经而邪易入阳明或少阳之时，出现了相应的证状。但不是单纯的少阳病或阳明病。

第174条，见风湿相搏、骨节痛、汗出、恶风等证，为桂枝附子汤证。

此条系伤寒八九日所见的证状，八日为再经太阳中风、中寒之期，汗出、恶风、骨节痛应与太阳中风桂枝汤证鉴别。因系再经，阳气已伤，且风邪挟有湿邪，故用桂枝附子汤以温阳。

太阳篇两日数联用的条文共22条，除第5、107、174三条外，均与鉴别诊断有关。

这一现象说明了什么问题？

这说明了在仲景时代传经说流行，而且传经说亦为《伤寒论》理论体系的重要组成部分。为了避免人们在运用传经理论时，发生按图索骥的错误，故反复告诫后学者万勿拘于传经之说。

如果说《伤寒论》继承和发扬了《热论》伤寒病的传变理论，倒不如说是在谨遵"正气内存，邪不可干"；"邪之所凑，其气必虚"的经旨，并以此垂训后学。

五、《伤寒论》六病欲解时说

《伤寒论》三阴三阳六篇，各有其病欲解时条文（见第 9、193、272、275、291、328 条），意在说明三阴三阳病证欲解的时间规律。

各条文均以地支纪时病欲解时间，而地支在对时间的表达上是多义的。如子时既可表示一日中的夜半（夜 11 点到 1 点），又可表示一年中的 11 月，还可表示十二年中的一年，而且，条文中的"时"字，也是多义的。如《说文解字》云："时，四时也"，段注云："本春秋冬夏之称，引之为凡岁月日刻之用"。那么，此六条所指地支时间为何呢？

本书第一章第二节"一"中指出。"伤寒病是一种急性传染性外感病"，其病程不会太长，故此处所指不会是年和月。而且《伤寒论》中对时间的描述除日字外，其他如夜半（见第 20、232 条）、日晡（第 104、137、212、240 条）、昼、暮（第 145 条）等，其范围亦均在一昼夜之中，故应理解为一日中十二时辰为宜。

任何疾病病证的解除，必定依赖人体正气的恢复。证状的不同，是人体不同部位气化功能失常的反映。《伤寒论》把伤寒病类分为三阴三阳六种证型，即是人体三阴三阳六种气化功能失常的情况。各类病证的解除，必定是在人体三阴三阳气化功能恢复之时。

本书第一章第二节"一"及图 25，为伤寒病过程的零点形象，其三阴三阳的时位，即人体感受阴寒之邪时的阴阳分布时位。某一时位阴阳气化发生亏虚，即发而为某病；某病证的欲解，亦必待该时位阴阳气化的来复。因此发病与病欲解的时位是一致的。仲景用一"欲"字说其向愈，若非该时位即是发病时位，则欲解之说无从谈起。病之"发"和"解"，决定于该时位阴阳气化的盛衰情况，正如《内经》所说"邪之所凑，其气必虚"；"正气内存，邪不可干"。

图 25 三阴三阳各时位可以看作该三阴三阳六病，从本位起，以每一时位单元计做一日数单位，顺时序历经七日，又回复到本位，即正气来复而欲愈。

以太阳病为例，以巳午未为一日，依次历经申酉戌为二日，寅卯辰为三日，亥子丑为四日，子丑寅为五日，丑寅卯为六日，回复巳午未为七日。它病可仿此而算，亦无一不合。

图 25 中，太阳之时位在巳午未，发生太阳病即是因人体此时此位气化的亏虚，而太阳病的"欲解时"亦在此时此位。

《论》中它病的欲解时，阳明病为从申至戌上；少阳病为从寅至辰上；太阴病为从亥至丑上；少阴病为从子至寅上，厥阴病为从丑至卯上。这正是图 25 三阴三阳的时位。

具体分析《伤寒论》的一些病证，亦可说明此说之不谬。

如日晡潮热（见 212、240 及 104、137 条）一证，日晡为申酉之时，在图 25 中属阳明时位，其证属阳明，而阳明欲解时，在"从未至戌上"，申酉之时正在其中。

或云第 104、137 条本在太阳篇，且 104 条有"此本柴胡证"之语，认为此日晡潮热当系少阳证。如第二章第七节"一"所言，小柴胡汤本为和胃之剂（本章还将详述），第 137 条尚有心下至少腹硬满证，心下为中土胃之部位，故此两条之日晡潮热仍当属阳明病。

然而《伤寒论》六病欲解时的规律，是否符合临床事实呢？

确实有些病证符合这一规律。

如心衰病人常于夜半加重或发作，而其证状之脉微细，精神萎靡，可属少阴证。于半夜发作，即"从亥至子上"的时间。若在该时间心衰没有加重，或得到缓解，即病已"欲解"。

又如，现代研究证明，传染病患者死亡率最高的时间与人体对细菌最敏感的时间是一致的，约在早晨五点半左右（卯时），而该时为厥阴时位，若在此时间内不致死亡，则病有向愈之机，亦即如厥阴病欲解时从丑至卯上。

现代时间医学研究证明，人体生理之体温、脉搏、血压、耗氧量、排尿量、基础代谢率、肾上腺皮质激素的分泌、血糖、酶、经络电势、血和尿中环核苷酸的水平、交感神经与副交感神经的兴奋和抑制等诸多方面，都存在昼夜变化周期。这些周期性变化，无疑会反映到病理中来，使伤寒病的证状有不同的变化而形成不同的证型，这也许是三阴三阳六病病证不同的客观原因。弄清人体生理诸多昼夜周期的变化与六病发解时的关系，将会对医学的发展起到积极的作用。

这是一项有趣而又复杂的工作。相信今后的医学，终究会揭开其中奥秘，使其真相大白。

六、《伤寒论》病发阴阳及愈期说

《伤寒论》第七条，提出了病发阴阳及愈期的问题，并明确指出了发热恶寒者为病发于阳，无热恶寒者为病发于阴，及发于阳者七日愈，发于阴者六日愈的规律。条文最后还指出这是因为阳数七，阴数六之故。

该条为《伤寒论》阴阳辨证的理论至高点，被历代医家所重视，现代教科书也把本条列为全书总纲之一，因此有必要深入探索其义，以便更好地理解《伤寒论》。

首先应认识一下此条的阴阳所指为何。

条文既然称病"发于阳"、"发于阴"，则此阴阳二字，按照《伤寒论》为三阴三阳体系来说，首先应考虑此阴阳是否就是三阴和三阳。

但是，三阴和三阳包容甚广，就部位而言，可为三阴三阳经脉、脏腑或表里、上下、内外、体表筋骨等等。尽管"阴阳"甚多，却很难与有热恶寒、无热恶寒发生联系。并且同一书中的同一词组，其意义应该是一致的，以三阳为阳，三阴为阴，则对第131条的病发阴阳不能解释。第131条指出："病发于阴而反下之，因作痞也"。痞证为太阳病误下之证，太阳为阳位，岂能称"病发于阴"？

笔者以为，此处之阴阳，当为三阴三阳各时位又以手足经腑划分出的阴阳。

如太阳之时位，在经脉为手太阳和足太阳之经脉，在腑为小肠与膀胱；手太阳经脉在上为阳，足太阳经脉在下为阴；小肠属火为阳，膀胱属水为阴。以此解释发热恶寒与无热恶寒可通，解释第131条亦通。

如前所述，风邪易犯手经，寒邪易犯足经。风邪入阳易发热，寒邪入阴多无热。所谓有热无热问题可依此说解释。

风邪中人为中风，寒邪中人即中寒，中风、中寒皆可恶寒，风邪轻微而寒邪严重。如太阳中风以恶风为主证，恶风者必恶寒，《伤寒论》中言恶风者，如桂枝汤证单言恶风，恶寒原在其中，再说桂枝汤证本太阳病，其提纲中已有恶寒一证在，故桂枝汤下略而不言。可见以此说解释发热，无热均恶寒亦甚是切合。

就其病之愈期而言，因风邪与寒邪原本兼挟，正气虚弱者，些微之风即可发病，其正气更不能御峻烈之寒可知。正气虚者病程必长，恢复必慢，故较中寒病愈迟"一日"。就人体部位而言，三阴三阳本天地之阴阳而分，手足经腑，原本一气，手之经腑感风邪，历七次（时位单元）而至本处，足之经腑历六次（时位单元）而至本处，六日和七日是手足经腑正气来复之时（此理后有详述），故有"病发于阳七日愈，病发于阴六日愈"之语。

依上说，作图33：

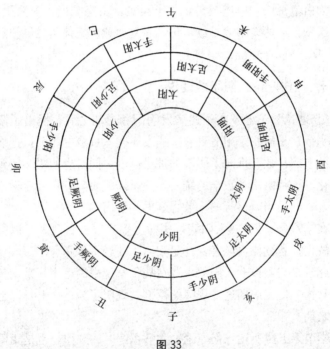

图 33

此图按《伤寒论》三阴三阳顺序排列，并按三阴三阳各时位平均值计（阴阳均衡态），每一时位值为二个地支数（如一日之两个时辰），手足经脉脏腑各占一个地支数。因手之经腑易先受风邪，故各时位中，手之经腑置于足之经腑之前，而足之经腑置于手之经腑之后。

本图可以说明伤寒病发阴阳和愈期之理。

以太阳为例：手太阳小肠经腑在上，属阳，易受风邪。受邪之后，由巳点至未点两个时辰为第一次变化，以后依次为由未至酉，由酉至亥，由亥至丑，由丑至卯，由卯至巳，由巳至未共七次而达太阳之时位，太阳正气来复而愈。足太阳膀胱经腑在下，属阴，易受寒邪。受邪之后，由午点至申点为第一次变化，以后依此为由申至戌，由戌至子，由子至寅，由寅至辰，由辰至午，共六次变化即达太阳之时位，正气来复而愈。其他手足经腑病愈"日"期，可仿此而推。

七、《伤寒论》阴阳数理说

《伤寒论》第七条在阐述病发阴阳和愈期之后，提出了阳数七、阴数六是病发于阳七日愈，病发于阴六日愈的原因，把病发阴阳的愈期日数，推向了阴阳的理论高度，同时也使阴阳达到了数学化。这种阴阳和数学的统一，正是汉代阴阳五行合流学说的特点之一，是当时盛行的术数之学的主要内容。

在第八条又云："太阳病，头痛至七日以上自愈者，以行其经尽故也；若欲作再经者，针足阳明，使经不传则愈。"

此条是"阳数七，阳数六"在病传学说中的运用，是病传说以七日为一传变周期这一规律的范例，说明了为什么七日以上为再经之期。

本节第五段所述《伤寒论》六病欲解时的规律，也是用阳数七、阴数六推演而得。

因为就人体阴阳正气的恢复和损耗而言，应以正气恢复为阳，正气损耗为阴。以阳数七推算正气的恢复过程，要历经"七日"才达到正气来复之期（具体推算过程，见本节"六"）。

由此看来，阳数七、阴数六，为《伤寒论》病传周期和愈期的筹算依据。

病传周期和病发阴阳的愈期都与人体阴阳气化功能变化的周期性规律有关。当人体气化功能低下时则病，气化功能恢复时则病愈，而这一恢复过程，要历经七个（或称七次）变化阶段。

《伤寒论》中所论病证是阴寒之邪致病，所损伤者为阳气，故伤寒病的气化功能恢复，关键在于阳气的恢复。

因阴数阳数有一数之差（其理见第一章第三节"三"），上段病发阴阳愈期的推算即据此而来，故弄清阳数七为什么是气化活动周期这一问题，则阴数为六的问题亦迎刃而解。

为什么《伤寒论》要以"七"为一气化活动的周期呢？

"七"这个数不但是人体气化活动的周期数，而且是自然界一切事物的运动周期数。

要想了解它的理论根据，需从《周易》的"先甲三日，后甲三日"；"先庚三日，后庚三日"；和"七日来复"说起。

《周易·蛊卦·卦辞》云："先甲三日，后甲三日"；《周易·巽卦·卦辞》云："先庚三日，后庚三日"；《周易·复卦·卦辞》云："反复其道"，"七日来复"。讲的都是自然界气化运动以"七"为周期的问题。

所谓庚甲先后三日是指天干十字次序中，甲和庚的前后第三个字。十天干起于甲，终于癸，再起于甲，如环循序。甲之前第三字为辛，《说文》辛字下云："辛者万物之新生，故曰辛"；《律书》曰："悉新于辛"，释名曰："辛，新也，物初新者皆收成也"。甲后第三字为丁，《说文》云："丁，夏时万物皆丁实"，段注引《律历志》曰："大盛于丁；郑注：《月令》曰：时万物皆强大"。可见先甲三日、后甲三日是指事物在初新状态（如农家收获之作物果实）发展到丁实壮大，或由丁实壮大发展到下一周期的初辛状态，须历三次变化，即之前三日，之后三日，共七日（此日字义同本节"一"）。

所谓先庚三日，后庚三日，是指天干十字次序中，庚之前第三字为丁，之后第三字为癸，《说文》曰："戊，中也"，段注引郑注《月令》曰："戊之言茂也，万物皆枝叶茂盛"。"癸，冬时水土平，可揆度也。像水从四方流入地中之形"。段注云："律书曰：癸之为言揆也，言万物可揆度"。十天干终于癸，有终结之义。庚，《说文》曰："庚，位西方。"段注云："律书曰：庚者，言阴气更万物；……《月令》注曰：庚之言庚也，万物皆肃然更改，秀实新成"。可见"庚"有更改，变更之意，庚之前后三日，是言事物在发展周期中，从丁盛壮大发展到终结，或本周期的终结到下一周期的丁盛壮大，都要历经三次变化。

所谓"反复其道，七日来复"是对庚甲先后规律的总结，即事物发展过程中，盛、衰之极即衰、盛之始；衰、盛之始即盛、衰之极，其间过程，均要历经七变的规律。

《周易》这一规律，是否有其客观依据呢？

《周易》思想来源于对自然客观现象的观察，自然客观现象是不以人的意志为转移的。因此，事物以七变为一周期，不是凭空捏造和主观规定的。下面略举数例以明之。

夏至日是年周期中光量最强的时间，之后光量渐减，即所谓"夏至一阴生"；冬至日为光量量最少之时，之后则渐强，即所谓"冬至一阳生"。由冬至至夏至，或由夏至到冬至，都是经历了七个月单位的变化。日周期中的"子时一阳生"，"午时一阴生"，其理亦同。由子到午，或由午到子，它们之间都经历着七个时辰单位的变化。

在天体运行中，金、木、火、水、土五星在一定方位上出没的规律，标志着四季气候的变化。它们也都是历经七变而出没。以水星为例，每日之子时和巳时及每年之十一月夕和六月夕见于北方，由巳时到次日子时及由十一月到次年六月复见于北方，所经历的时辰和月单位数都是七。

每月晦日乃月体纯阴无阳之时，二十七日晨，月体上部已剩一线之明，至次月初三日昏，月体下部始生一线之光，从二十七日至下月之初三，历经了七天。此即《易·巽卦》所云之先庚后庚说的天文依据；望日乃月体纯阳无阴之时，十二日昏，月体上部尚显一线之亏，致十八日晨，月体下部又有一线之缺；此即《易·巽卦》所云先甲后甲说的天文依据。晦前后各三日，望前后各三日，均共是七日。说明月体光明阴暗、亏缺、圆满变化周期，均为七日。

在几何学中，七这个数字亦有其特殊的地位和意义。如：

早在商朝时期的《周髀算经》中，对几何学中的一些问题，就有了精确的认识。勾股定理中，勾、股、弦的比值为 3：4：5，而勾、股之比值和数为七。

在一个圆形中，其圆周内，只能包容七个内切圆，如图 34。

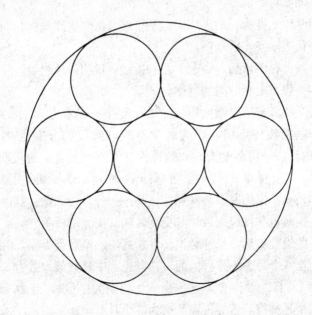

图 34

物之形象，以一为起点；由此点到彼点为二点成线；由三线而成角之形；由线而为方圆之形。方圆之中心，必在两线交点之中，故中心为五；左、右，前、后，上、下，六面为立方体，即象数学所谓之一点、二线、三角、四方、五心、六立方体。此六数中奇数一、三、五，三居其中；偶数二、四、六，四居其中，奇偶相加，则一加六为七；二加五为七；三加四为七；七能尽一、二、三、四、五、六数之用。

易学中之时三位四说和现代时空说，都认为在时间上可有现在、过去与未来，其数三；在方位上，有前、后、左、右（或称东、南、西、北）四方，时数与位数之和亦为七。

它如色有七种，琴有七弦，历算有十九年中置七次闰月等等，都说明七这个数有特殊意义。这些规律都不是人力所能改造和否定的。

但是以七变为一病理周期，是否符合医事实践呢？我们不妨结合现代医学及实践以证之。

一般外科手术后，要七天左右拆线，说明人体组织破坏到修复，有一般需七天时间的规律。

轻微感冒或感染性疾病（如结膜炎），一般在七天左右自愈。

一些急性传染病，现代医学对病理阶段的分期也往往以"周"数计，一周即七天。如病毒性（甲型）肝炎，潜伏期为2～6周，黄疸前期1～2周，黄疸期2～6周，恢复期4周以上。其他如伤寒、副伤寒、钩端螺旋体病……等，皆如此。其他一些感染性疾病也往往以周数计其变化，如肺炎、结核等。

一些慢性疾病，如神经损伤性疾病，乙型肝炎类等，治疗一般在3至6个月为一疗程。而《伤寒论》中日数最大数为13日，如把每1"日"看作7天（一个病传周期为单位），当为91天，即与三个月相符，若"再经"则为6个月。

现代时间生物医学理论研究证明，人类存在着情绪、体力、

智力三个不同的周期变化，其中情绪周期为 28 天，智力周期
（33 天）和体力周期（23 天）的平均值亦为 28 天，当然三者的
平均值亦是 28 天，这也与妇女月经的周期（28 天）相合。28 正
是 7 的倍数，而这绝不会是偶然巧合，必然有其内在联系。

《伤寒论》以七变为病理气化活动周期，即七为阳数之理。
阳主进，其数七之理明，则阴主退，其数六之理自在其中，兹不
赘言。

第二节　《伤寒论》与经脉脏腑说

一、《伤寒论》与经脉说（附验案 4 例）

《伤寒杂病论·自序》云："……撰用《素问》、《九卷》……
为《伤寒杂病论》合十六卷。"《九卷》即今《内经》之《灵枢》
部分，经脉学说是《灵枢》的主要内容，因此《伤寒论》必定有
经脉说的基础。

但是，《伤寒论》没有完全使用《灵枢》十二经脉的名称，
而是舍手足而为三阴三阳（仅第 8 条有足阳明一词），将十二经
脉学说统于三阴三阳之下，溶于三阴三阳各篇之中。而且仲景的
三阴三阳和《灵枢》手足十二经脉的内容，已有实质性差异，其
差异主要表现在二者所指部位和运行时间上有所不同。本书第二
章第一节"五"所述，完全适用于与《灵枢》经脉说的比较，兹
不复述。

笔者认为，我们不能因《伤寒论》的三阴三阳说与《灵枢》
或《素问》的经脉说有实质的不同，就否认《伤寒论》不存在经
脉说，因为它们之间毕竟有共同之处，而且这是主要的。在《伤
寒论》中，也已明确提到经或经脉（第 160 条），尤其是还运用
了针灸疗法，这都是仲景论伤寒不弃经脉说的证明。

《伤寒论》第 8 条，有行其经尽；第 67 条，有发汗则动经；第 160 条有经脉动惕（它处如第 105、123 有过经，其经字似与经脉无关），所针刺的穴位有：风池、风府（第 8 条），期门（第 108、109、142、143、216 条），大椎、肺俞、肝俞（第 142、171 条）；第 340 条描述证状时还用了冷结在膀胱关元。

另外，《伤寒论》中还有针灸所用的经脉名称，如第 8 条之足阳明，第 294 条、325 条之灸少阴，第 349、343、362 当为灸厥阴，还有涉及烧针或温针的条文有第 16、29、117、118、119、153、221、267 等条。

上述所涉经脉条文，均无具体穴位，只言足阳明、少阴、厥阴，而且少阴、厥阴又未明言手足，似属粗略，但从针灸学'宁失其穴，勿失其经'的原则来看，这也是允许的，或者《伤寒论》即是'宁失其穴，勿失其经'的倡导者。

《论》中所述仅六个穴位，而此六个穴均有特定意义，不但为其所属经脉的穴位，而且可与多条经脉有密切关系，如：足少阳胆经的风池穴，又为手、足少阳、阳维之会；足厥阴经脉之期门穴，又为足厥阴、太阴、阴维之会，肝之募穴。

督脉之风府穴，为足太阳、督、阳维之会；大椎为手足三阳，督脉之会；足太阳经之肺俞为背俞穴；任脉之关元穴，又为足三阴，任脉、冲脉之会，小肠之募穴。可见仲景所用之穴又有精而少的特点。但十四经脉中除未涉及手三阴外，均有连及作用。其未涉及手三阴者，或因如前所述，手经易受风邪，而阴经中风证属阳病，其证轻微。故三阴中风证在《伤寒论》中亦只具脉理或预后，证治则略而不论。对手三阴之经脉穴位略而不述，是不难理解的。

至于《伤寒论》中，有无手足经脉之说，笔者以为，第八条阳明之前所系之"足"字，即可证明仲景的经脉说是分手足的，此一"足"字，正是仲景画龙点睛之笔。《伤寒论·太阳篇》开篇第 1～11 条，除第 9 条外，均有统领全书的意义，在第八条出现一"足"字，正是全书传神之处。

《伤寒论》确有手经之说，还可通过本书第二章第二节"五"对《伤寒论》六病提纲的分析来说明。

在临床中，按照病变部位的经脉所属及经脉的病理，运用《伤寒论》三阴三阳各篇中相应方剂治疗某些疾病，往往收到良好效果，今举四例附后：

例一　项部毛囊炎

李某某，男，52 岁，患项毛囊炎反复发作二年。

患者于二年前始，项部反复发生毛囊炎，每次发作，均用抗生素十余天始愈，但 2～4 个月后又复发。近十余天又复发，虽已经抗生素治疗仍不见好转。

查其项部有玉米粒大小疖肿六枚，色暗红，舌苔薄白而腻，质红，并有恶风、自汗、身重、脉浮缓等证，断为太阳中风，治宜调和营卫，清热解毒兼以排脓，用桂枝汤加味。

处方：桂枝 10 克、白芍 10 克、生姜 10 克切、大枣三枚掰、薏苡仁 30 克炒、蒲公英 30 克

服上方两剂后，胃脘部发出红疹如手掌大一片、恶风、自汗等证已除，项部疖肿见消，继用上方加天虫 3 克，连服五剂，诸证皆愈，二年后随访，病未复发。

按：该证项部疖肿，病位属足太阳经脉循行之处，为太阳中风脉证，经屡次复发，邪已入络。依法和解营卫，兼清热排脓，内蕴之毒发出于外，而见脘部红疹。脘为中土之地，正合第二章第一节"七"所述和法是针对脾胃病而设，及第二章第二节"四"桂枝汤（阳旦汤）为建补中土之剂的说法。因病久入络，加善祛风解毒活络之天虫以断毒邪根蒂，二年之疾，七日而愈。

例二　头部疮疹

闫某某，男，60 岁，患左耳下毛囊炎五天，加重二天。

于五天前患者左耳上方起一米粒大小之硬结，未在意而冒风寒外出劳作。次日左颞部连及巅部均肿起，且疮疹满布，之后三天每日下午恶寒发热阵作，体温达 39℃，并有口苦，咽干，大便不下等证，曾在当地用青霉素、激素及龙胆紫外涂等，证仍如前。

查：左颞部及前额漫肿，疮疹满布如米粒大小，疹出黄水，舌苔薄黄，边尖红，脉弦数。细询问其平素饮食所好，言喜食辛辣而性情急躁。证系少阳之邪转属阳明，治宜清泻少阳阳明之火，用大柴胡汤加减。

处方：柴胡 20 克、黄芩 15 克、白芍 15 克、半夏 10 克、生姜 10 克切、大枣三枚掰、枳实 10 克、大黄 12 克（后下）、芒硝 6 克（化）、龙胆草 10 克。

上方依法去渣重煎，顿服，日二剂，服药次日大便得下诸证皆减，效不更方，去硝又连服三剂，诸证皆除，嘱其忌恼怒，食清淡以善后。

按：此证病发部位系足少阳胆经循行之处，大便不通系手阳明经脉所系之大肠受邪，乃内外不和之证，予清解胆热，攻下阳明之实而病得速愈。

例三　耳聋

陈某某，女，49 岁，患者于二十天前，感冒新瘥而遇事烦恼暴怒，骤发耳聋。两耳听力皆减，左耳更甚，并有耳内轰鸣，口苦，干呕，食欲不振等证。

查其舌边尖红，苔薄白，他人需大声说话始能听清，脉弦数有力。证系少阳郁热、耳窍闭塞。治宜疏散清解少阳之火，并以开窍镇肝，用小柴胡汤加减。

处方：柴胡 20 克、黄芩 15 克、半夏 15 克、生姜 15 克

（切）、大枣三枚（掰）、菖蒲 15 克、细辛 6 克、磁石 20 克、龙骨 30 克、牡蛎 30 克。

上方依法去渣重煎，分四次服，日一剂。

按：《内经·厥论》云："少阳之厥则暴聋"。此证外感新痊，遇事暴怒，肝胆之火挟灰烬余热弥漫上冲，循手足少阳经脉入于耳中，邪阻听户而耳聋。依法治之，三剂而愈。

例四　身紧缩，手心疼

张某某，女，43 岁，素患多种慢性疾患，近一年畏寒甚重，时因寒而全身紧缩如抽风状，发作则胸及双手心痛，近日加重，并伴有脐周绞痛，大便溏泄，食则胀满，夜间舌面出血等证。

查其形体衰弱，面色鲜艳而红，舌苔根部稍厚，舌质红，而舌面上有十数个小疙瘩，上有血迹，触其四肢厥冷，脉沉而无力。证系阴寒格阳，少阴经脉动而为病，法用温阳救逆，引火归元。用理中汤加减。

处方：党参 15 克、茯苓 15 克、附子 6 克（炮）、干姜 10 克、黄连 10 克，水煎服，日一剂。

上方三剂后，诸证减轻，继服十余剂，诸证已除，舌面尚有疙瘩数枚，但未出血，改用理中丸以善后。

按：此患者自谓多年来即患有六炎一痛病，及神经衰弱。六炎即：胸膜炎、关节炎、结肠炎、胆囊炎、盆腔炎、胰腺炎，一痛即心绞痛，其体质状态，可想而知。今所见之证。当为久病体虚，阴阳之气不能顺接，发为厥证。所谓阴阳不能顺接，乃是少阴手足经脉之气不能交济，手少阴之阳不能下交于肾则水不得温化而畏寒，脐周绞痛；足少阴之阴不能上承于心则口舌出血，面赤；寒阻足少阴之表膀胱经脉则收引紧缩若抽风状；虚热阻于手少阴之经脉则手心疼痛；上下不交，中焦升降无权则胀满泄泻。治取温中以引火归元，而诸证速愈。

综上所述，从理论上推导，或从源流上探求，或从条文上分析，或从临床上验证，都说明《伤寒论》中贯穿着经脉学说，这是毋庸置疑的。

二、《伤寒论》病传规律及任督说（附验案 2 例）

《伤寒论》首篇第四条，即提出了伤寒病有传与不传之说，即三阴三阳病证有无证型变化的问题。由于病情的发展，必然是随时间的推移而一维发展，而三阴三阳有其时序性，故伤寒病证的变化，也应有其普遍规律可循。由于伤寒病邪为阴寒之邪，易于伤阳，故三阳时位首先受之，其中太阳为阳气最充盛之时位，此气不虚，邪不能入，一旦阴寒之邪势胜于此，即发而为病，即所谓之"伤寒一日，太阳受之"，外感病初起，多先见头项强痛而恶寒（太阳证），是人们的生活常识，若病证变化，随之出现的是阳明或少阳证。

少阳或阳明证型的出现与否，是太阳病传与否的标志，即第 5 条所谓"伤寒二三日，阳明少阳证不见者，为不传也"，若太阳病证有变，先变为阳明病还是变为少阳病，则是不确定的，这是因为阳明与少阳有"金木互易"的关系，在《伤寒论》中，已暗藏此说。如第 186 条所说："伤寒二三日，阳明脉大，"是阳明病在后，第 271 条"伤寒三日，少阳脉小者，欲已也"是少阳病在后，此条指少阳病在第三日，乃从原文反其义而知。少阳病脉小者，欲已也，其另一方面的意思即若脉不小者，为病不欲已，若所指不为少阳，则欲已何病？学者举一反三，其义自明。

及至三阳时位已过，若病邪再传其他时位，则入于三阴，然而若三阴时位正气不虚，则不受邪。其三阴受邪与否，当看其能食与否，能食者为三阴不受邪，不能食者为病传入阴，即 270 条之义。

病邪传入三阴，顺时序依次为太阴、少阴、厥阴，因金木互易，而太阴、厥阴之先后亦为不定，理同阳明、少阳病之先后次序。

第 184 条云："问曰：（阳明病——笔者注）恶寒何故自罢？
答曰：阳明居中，中土也，万物所归，无所复传"。指出了太阳
少阳病的传变归宿。太阳、少阳病传变为阳明病，是三阳病的最
深层次，其证无论是太阳证之恶寒，还是少阳证寒热往来之寒，
皆已罢除，所谓之无所复传，是在阳方时位无所复传。但仍有传
于阴方的可能，若不然，则无三阴病可见了。阳明病者，若太阴
之气化不足，则发为太阴病，即所谓实则阳明，虚则太阴。太阴
受病之后依次传至少阴、厥阴，但与金木易位同理，阴方的传变
亦存在着太阴、厥阴受病的先后可变问题。

三阴病传至厥阴，为最后阶段，病传至此，亦可谓之无可复
传，因金木易位的规律，太阴与厥阴互易，而以厥阴为阴土，为
阴方之归宿。

病传厥阴之后，若正气未复，病有向愈之机，则进入下一病
理周期，即所谓再经。

将上述传变规律纳入第一章第二节"五"图 18 中（为了便
于作图，将图 18 的视角扭转了九十度），则如图 35。

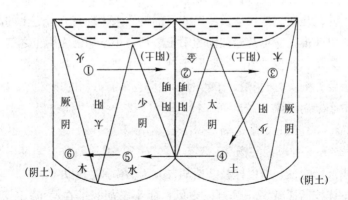

图 35

图 35 中，厥阴与太阴，阳明与少阳位置可以互换，即本章第一节"二"表 11 病传一式二式之义。

图中三阴三阳各纳入了五行属性，即三阴三阳经脉于五行各有所属。而图中又有阳土阴土之义，《伤寒论》的经脉说又将何以应之？

原来《伤寒论》还寓有督脉和任脉之说，可以对应之。

在经脉学说中，任脉担任一身之阴，督脉总督一身之阳，与土居中为万物所归的五行地位相同，土的时位居中，如第二章第三节"四"图 30 所示，土之时位于四时在从立春点到立秋点的直线上，阳土（阳旦）在立春点，主木、火之阳；阴土（阴旦）在立秋点主金、水之阴，故《汤液经法》中以阴阳二旦汤为阴阳两土之剂。

然而《伤寒论》乃是三阴三阳体系，与《汤液经法》之五行体系乃如方枘圆凿，五行之土是如何体现的？

在《伤寒论》的方剂中，桂枝汤即《汤液》之小阳旦汤，小建中汤（加黄芪）即《汤液》之大阳旦汤；黄芩汤加生姜，即《汤液》之小阴旦汤；小柴胡汤加芍药即《汤液》之大阴旦汤（见第二章第三节"六"表 10）

仲景是通过桂枝汤及小柴胡汤的特性来体现其五行之土的属性。以此推论，可知桂枝汤为阳土之剂，小柴胡汤为阴土之剂。

柴胡、桂枝二方，属阴阳土剂，还体现在它们都是治疗中风的主要方剂。《伤寒论》中，冠以中风且附有方药的条文共 9 条，其中小柴胡汤证 4 条（96、101、144、231 条）、桂枝汤证 1 条（12 条），它如大青龙汤（38 条）、五苓散（74 条）、十枣汤（152 条）、甘草泻心汤（158 条）各 1 条，但均系兼有阳郁，水饮或误治之证，故以桂枝、柴胡二方为治中风之主方。

桂枝汤证条文，只冠以中风，而小柴胡汤证在第 96 条云：伤寒五六日，中风；在第 101 条云：伤寒中风。寒为阴邪易损阳，风为阳邪易伤阴，柴胡、桂枝阴阳有别之义已寓在其中。如结合第一章第三节"二"所述风的特性与定位属土的观点，则桂枝属阳土剂，小柴胡汤属阴土剂，与以上说法不谋而合。

《伤寒论》中，桂枝汤有群方之魁之称，以此方加减之方有20余首，可见其运用之广泛；小柴胡汤之加减法亦较多，而用途甚广，大有担任、总督阴阳之势能。故此桂枝汤与小柴胡汤还应该与任、督二脉有关。

督脉起自会阴，上循脊柱而达于巅，下行至鼻柱，至龈交会于任脉，为阳气上升之脉。桂枝汤为升阳之方，与督脉同气。任脉亦起于会阴，沿腹上行至面，与督脉交会于承浆。柴胡汤为扶阴之方，与任脉同气。可见二方之证当与任督二脉之病有关。在治疗上，不但可用桂枝汤治督，柴胡汤治任，还可以根据"阴病治阳，阳病治阴"的原则，任脉病可用桂枝，督脉病可用柴胡。

任督二脉虽各主阴阳，然而阴阳必是一气贯通。气功家所谓之大小周天说深得阴阳之道，在医事上，当审而从之。调督任以治任督，升阳即可降阴，扶阴即是抑阳，与理不背。

《金匮要略方论·妇人妊娠病脉证并治第二十》开篇即云："师曰：妇人得平脉，阴脉小弱，其人渴，不能食，无寒热、名妊娠，桂枝汤主之。"妊娠为妇人胞宫之变，胞宫隶属冲任，而用桂枝汤，其以桂枝汤调任脉，其义可见。

同书《妇人杂病脉证并治第二十二》开篇云"妇人中风七八日，续来寒热，发作有时，经水适断，此为热入血室，其血必结，故使如疟状，发作有时，小柴胡汤主之"。此条文字，与《伤寒论》第144条，只一字之差，即"来"字为"得"字，文义完全相同，仲景用小柴胡治此病，义当同上。

近贤曹颖甫氏曾用桂枝汤治脑疽病（见《经方实验录》），其径近尺许，用小剂桂枝汤，一剂即减，数日而愈。头为诸阳之会，脑为髓海，皆与督脉有关，故效捷。

秦伯未老大夫《临症备要》载：用小柴胡汤去参加防风，治疗风火煽动所致之头摇证，可谓颇具经验，亦可为柴胡治督脉之佐证。

笔者依柴胡、桂枝二方善治任督病说，用于临床，也往往取得显著疗效，今举两案附后：

例一　妊娠恶阻

李某某，女，26 岁，初孕三月。患者于三月前至今月经未潮，月余前始恶心呕吐，经 B 超检查，系子宫内孕，遂以西药维生素类及镇静剂治疗，而证状不除，且呕吐益甚，以至入食则吐，已用输液支持疗法十二天，仍不见效。

查：形体虚弱，面色萎黄，神疲无力而烦，舌质淡苔薄白，自感有气自下腹上冲至脘，呕吐频作，吐出物为黄绿色而味苦，呕吐时头汗出而心悸，脉象虚而无力。证系冲任不和，中土虚弱之妊娠恶阻，治以降冲任，建中土法，用桂枝汤加减。

处方：桂枝 15 克、白芍 10 克、生姜三片、大枣三枚、炙甘草 10 克、半夏 10 克、黄连 3 克。

上方水煎频服，日一剂。

三天后复诊。干呕已止，吐亦减，吐出物已无苦味，于上方去黄连，加党参 10 克，连用三天而愈。

按：此证为妊娠后冲任失养，逆气沿任脉上达胃脘，中土受损而为病，治用桂枝汤升督脉之阳，而任脉之逆自降。冲气盛者加桂枝，乃仲景之成法（第 117 条），又加半夏降逆和胃，黄连泻心火除烦，服之而愈。

例二　癫痫

刘某某，男，65 岁，初春子夜，突发全身强直性痉挛，遂入某市医院住院治疗。住院后曾用抗癫痫药治疗，证状反有间歇期缩短，发作时间延长之势，后每日或隔日发作，每次 10 至 30

分钟，近某日，自夜 12 点至清晨，竞发作九次，核磁共振检查报告为：双侧脑室后角轻度白质脱髓鞘。

患者闻其同室病友云余善治疑难证，乃令其儿媳行程二百余里前来求方。及详述病情，谓患者发病后尚有健忘，步态不稳，发作前两眼闪光，舌苔黄腻等证，并有反流性食道炎，食道黏膜下平滑肌瘤（鳞状上皮细胞）病史。

来者求余即为处方，因患者尚在住院治疗，甚感为难，然其要求恳切之至，溢于形色声容，不得已，余据以往用小柴胡汤治督之成见，加活血镇潜之品，书一方令其带回谨慎试服，来者欣然携方而归。处方如下：

柴胡 30 克、黄芩 15 克、半夏 30 克、党参 15 克、桃仁 15 克、红花 10 克、当归 10 克、川芎 15 克、菖蒲 15 克、龙骨 30 克、牡蛎 30 克、磁石 15 克。

上方日一剂，水煎频服。

十天后，忽一对老年夫妇来余诊室，男性老人自我介绍系刘某某，谓服上方后，次日其病发作时间明显缩短而出院，三剂后至今未发作，亦未再服它药，且健忘已减，步态复常，已连用上方九剂，连称此方之神奇。今特来面诊。

查其人神清气爽，面带笑容，舌苔薄腻微黄，舌质暗，舌下静脉迂曲，脉象略显弦滑，步态如常人，于上方去龙、牡、磁石，加入党参 15 克，何首乌 15 克，嘱再服数剂以善后。半年后随访，未见复发。

按：此证取效甚捷，足证小柴胡治督之效，然未面诊病人，即予处方，虽出自情不得已，实属莽撞，读者万勿以此为法，以致刻舟求剑之误，慎之慎之。

三、《伤寒论》与脏腑说（附验案 4 例）

《伤寒论》脱胎于《汤液经法》，已如第二章第三节所述，而《汤液经法》乃是五行五脏构架，治外感天行病的六合辨证，实际上也是以五行五脏为基础。张仲景虽然创立了三阴三阳体系的伤寒证治，但对《汤液》之古训，必然不会完全抛弃，而有所继承。《伤寒杂病论·自序》"天布五行，以运万类，人禀五常，以有五脏，经络府俞，阴阳会通"之句，已见其继承脏腑说之意。

从《伤寒论》内容来看，除了第二章第三节"五"所述方剂的药味配伍原则，在很大程度上符合《汤液》脏腑用药法，及同节"六"所述对《汤液》治外感天行大小六神方，几乎全部（缺大朱鸟、大玄武二方）收载之，其具体条文及其他内容也可证实《伤寒论》与脏腑学说的密切关系。

《伤寒论》第 54、277 条，均使用了"脏"字；以辨别病人素有无"脏"病；第 338 条提出了"脏厥"概念；第 128、129、130、167 条均以"脏结"为病名；第 106、293、340 条以膀胱述说病位；第 157 条方注提及泻肝法；第 124、145、159、282、230、243 条以上、中、下三焦言病位或方药作用的部位；第 179、247 以脾约为病名或言病机。

五脏六腑名称，出现次数最多的是胃和心，各有 30 条左右；"胃"字用来表示胃气的寒（如第 191 条）、热、燥（第 203 条的胃中干燥，110 条的胃中水竭）、虚（如第 158 条）、实（如第 180 条）及胃气状态、（如第 71 条的胃气和，29 条的胃气不和，157 条的胃中不和）、治疗法则（如第 71 条之令胃气和）、服药后的反应（如第 230 条之胃气因和）、病邪所在（如第 173 条之胃中有邪气），但是此"胃"字，并非仅指五脏学说中的胃，它还包括了大肠在内，若非如此，如第 217 条之有"燥屎在胃中"，难以解释。

"心"字主要用作部位名词使用，如心下、心中，尤以"心下"使用最多。这似与脏腑学说的心关系不大，但也有脏腑学说之心，如第 88 条之"恍惚心乱"，第 102 条之"心中悸"。对心字的问题，下面还将专篇讨论，此暂略。

《伤寒论》中不但直接使用了一部分五脏六腑的名称，还涉及到了脏腑之间的关系，如第 108 条、109 条的肝乘脾，肝乘肺的纵横问题，第 97 条，还提出了"藏腑相连"的关系。

《伤寒论》中直接提出的脏腑只有心、肝、肺、脾、胃、三焦，其他脏腑并未提及，但是我们决不能因此而认为没有脏腑学说，否则就是以辞害义。

如第 306 条的少阳病，下利、便脓血为大肠病，我们不会因条文中无肠字而否认是肠病。它如口苦为胆病，谵语为包络病，真武汤证之水气为肾病；太阳蓄血证虽明言为热结膀胱，但其因为太阳随经，瘀热在里，仍为小肠腑证无疑。太阳手经之腑为小肠，足经之腑为膀胱，小肠的功能为受盛化物，泌别清浊，即接收胃内腐熟之水谷，将精微变化为营血，糟粕传送于大肠，故与血病有直接关系，蓄血证小便自利，实与州都之官膀胱无碍，《伤寒论》言膀胱不及小肠，亦为重足轻手现象。另如少阴热化证，即黄连阿胶汤证与猪苓汤证之心烦，并多见口干舌红等证，亦可看作为心移热于小肠之证，谓少阴热化证即少阴中风者，此为阴中之阳证，其实亦系"脏腑相连"之义。

太阳由经入腑，少阴由脏及腑，小肠之病隐而可见。

第二章第二节"五"对六病提纲的分析，阳明和少阴病提纲，则非结合脏腑学说而莫解。亦说明《伤寒论》中确实存在脏腑学说。

它如太阳之喘证，仅以太阳经腑病解释，亦不如以风寒束肺，肺气不宣解释更为方便。其避肺不谈之义，请参阅第二章第三节"五"。

又如太阴篇提纲基本上都可以以经脉说来解释，但篇中却在仅有的 8 条条文中，3 条中运用了脏腑学说，第 277 条："以藏有余也"，第278条："脾家实"第280条"胃气弱"，直接用脏腑虚实辨别太阴病的证状，况且只有用胃与脾的表里关系，才能把"胃气弱"纳入太阴篇中来，才能说明，"实则阳明，虚则太阴"的病理规律。

众所周知《金匮要略》是张仲景以五行五脏论说杂病的著作，其书系宋代王株从故纸堆里拣得，虽然从其所载方剂看，已加入唐代以前的一些方剂，但是将该书所用方剂与《伤寒论》所用方剂对照，来说明《伤寒论》与脏腑说的关系，仍然有其重要意义。

据笔者统计《伤寒论》三阴三阳六篇中，共有 43 个方剂亦载于《金匮》（为免繁琐，具体方剂不录），约占总方数的37.8%，其中救误方较多。从这一统计分析，《伤寒论》的脏腑学说占有较大比重。

顺便提一下，上述分析结论还可以作为刘渡舟教授对《伤寒论》是通过救误论述脏腑杂病观点的佐证。

综上所述，《伤寒论》包含着脏腑学说的内容，脏腑学说体现在《伤寒论》中的三阴三阳辨证体系中，却不完全以脏腑说面目出现，其五脏六腑的含义，较《内经》亦不尽同（如胃包括大肠）。

读者若用《伤寒论》脏腑与三阴三阳的关系对照一下本书第一章第三节"一"图 24 的脏腑时位，会发现它们的一致性。这说明无论从理论上推导，还是从内容上分析，都可证明脏腑学说是《伤寒论》的重要组成部分。因此《伤寒论》的辨病论治方法亦适用于杂病的诊治，今亦举验案数例附后以证其实。

例一 下焦蓄血证

同某某，男，39 岁，左侧少腹绞痛阵作连及腰部七天。

患者于七天前突发左少腹阵发性绞痛，双肾 B 超示，左肾盂有约 1.5×2cm 大小之阴影，尿常规检查红细胞（＋＋＋）余阴性，西医诊断为肾结石，肾绞痛，要求用中药治疗。

查：神情恐慌而痛苦，舌苔白腻，舌尖红，少腹稍硬满，小便尚可，脉沉数，证系下焦热与血结之蓄血证，予桃核承气汤加减。

处方：桃仁 10 克（打）、大黄 10 克、芒硝 10 克（化）、桂枝 10 克、甘草 10 克（炙）、白芍 20 克、木通 10 克。

上方水煎服，日一剂。

复诊：上方三剂，疼痛即止，又加入金钱草 30 克，连服五剂，结石竟碎开而得排出。

按：此例诊为下焦蓄血证。经现代医学检查证实病变在肾。肾与膀胱相表里，在图 24 中，二者在对冲时位上，故《伤寒论》以小便利否以辨蓄水蓄血，蓄水证位在膀胱之表，蓄血证在膀胱之里，膀胱属腑，而肾属藏。今因热在下焦，入里动血，瘀而作痛，攻其下血，瘀血除而痛自止，续加清热利湿之品，结石得碎而出。

例二　胁痛

左某某，男，52 岁。两年前在劳动汗出之余，饮酒数杯，数小时后右下腹灼热感，持续三月余不愈，又增右肋下疼痛，口苦、口干、眩晕、吐痰、牙龈出血，口舌糜烂反复发作，头皮作痒，大便溏，久治不效而来诊。

查：形体消瘦，面色潮红，舌苔白腻，质红，有点状溃疡，或连结成片，脉弦滑而数。证系水湿之邪与热结聚，阻于肝胆，弥漫三焦，波及肠胃，断为水热结胸证，处大陷胸汤加减。

处方：瓜蒌 30 克、半夏 15 克、大黄 15 克、甘遂 3 克、黄连 6 克，水煎服，日一剂。

复诊：上方三剂，诸证皆减，大便转干，效不更方，又服六剂而痊愈。

按：此患者来诊时出示两年来所用方药，多为大小柴胡汤加减，或清热利湿，或养阴清热，但均效果不著。余审其脉证，虽消瘦而有痰湿之证，不但有口苦而干，眩晕等肝胆火象，尚有口舌糜烂，牙龈出血，大便溏而不滑泄之胃肠火热证，其头皮作痒，正与大陷胸证之上焦湿热"头汗出"之机理相似，湿热外泄则为汗，客于肤表则作痒，且病先起自下焦，为水热互结证，两年顽证，已非柴胡和剂所能疗，施以峻药攻下，数日而愈。

例三 痰气结胸

罗某某，男，32岁，一小时前，因两臂上举用力过猛，突发呼吸困难，急来院。

查：患者呼吸困难，神情不安，自感咽喉有异物堵塞，呼吸急促，喉中痰鸣，舌苔质正常，脉数、胸部拍片示右侧气胸，肺组织受压 1/2 以上，证系痰气结胸，予降气开痰，用小陷胸汤加味：

处方：瓜蒌 30 克、半夏 15 克、黄连 10 克、川朴 10 克、炒葶苈子 15 克、乌药 10 克

水煎服，日一剂。

三天后，复诊：患者自谓服上方一剂后数小时，突然吐出浓痰数口，呼吸顿感通畅，并有右侧胸部有如气泡破坏作响声，今已服药三剂，证状已除。胸片复查：右膈肋角处有少量积水，气体已全部吸收。

遂于上方去黄连、厚朴、乌药，加桔梗 10 克、生莱菔子 15 克、细辛 3 克数剂而愈。

按：此证系举臂用力过猛，气上胸膈，损伤于肺，致气不行而痰水生，痰气相搏，阻塞气机而呼吸困难，服药后，结气欲散，动而冲水，故胸部有声。此肺实急证，予泻肺气逐痰水之法，应手而愈。

例四 口疮

贺某某，男，71岁，患口腔糜烂溃疡反复发作二年。

患者于二年前始反复发作口舌糜烂，疼痛，并有脘部胀满，饮水则加重，心烦易怒，口干等证，病重时饮食困难，每靠输液维持，曾多次用中西药物，虽缓解，但仍反复，故来诊。

查：舌面及口腔颊部有多处糜烂，舌质红，苔白厚微黄而腻，时闻肠鸣漉漉，呃逆，按其脘部柔软，大便日二次，质溏，遇寒加重，脉滑数，证系脾湿胃热，中焦痞塞，湿热上蒸之证，法以除痞调中，用半夏泻心汤加减。

处方：半夏15克、黄连6克、升麻10克、大黄10克、干姜10克、党参10克。

水煎服，日一剂。

上方三剂后，口疮即愈，仍有便溏，心下满，肠鸣等证，继用上方去大黄、升麻，黄连改用10克，五剂后诸证皆除，三年后随访，口疮未再复发。

按：此证系中焦寒热结聚，脾寒胃热之证，脾寒则水不运，而见湿象，胃热则挟湿蒸腾于上，而为口疮，故用半夏泻心汤开寒热之痞，气机和而口舌糜烂即除。且证未反复。

第三节　《伤寒论》以寒为统说

一、六气关系及《伤寒论》的寒

这个题目的内容，在第一章第二节"一"，第三节"二、三"和第二章第一节"三"中已述及，本段仅简要综述，并分析《伤寒论》有关条文以证之。

六气系天气下交，地气上腾，交合运动所产生的气化现象。天气为阳光所主宰，主寒热，地气由阴水主宰，主燥湿，地气从于天气，故天气为主，地气为从。六气之中以寒、热、燥、湿四气为六气变化之基础。寒热言温度，在于火，燥湿言干湿度，在于水，水火为四气变化之本。

火为阳，水为阴，阳尊阴卑，天地之间火为主，水为从。《易》云："水流湿，火就燥。"所言系水火之本性。

水得火则化气蒸腾而上湿下干，得寒则凝收而下湿上燥，此言水之变态，即所谓之液体、气体、固体三态。水之三态因温度而定，乃水从火之象。

水凝则释热，水蒸则吸热，故又可谓之水之性冻则寒，蒸则热。

《说文解字》云："热，温也；《毛诗传》曰：温温而暑；"热为火之性，火为热之形，或云火为热之体，热为火之用。火热之气本燥，交于水则为湿，此即所谓暑兼湿热二气。火燥而暑湿，此为二者之别。

寒、火、燥、湿、暑五气的往复变化，即风之象。风无形，以五气为形；风有性，以变动不居为性；风为气之嘘，无所不入，其用也广，如《金匮》首篇所言："人禀五常，因风气而生长。"

上述风、寒、暑、湿、燥、火六气为天地间正常之气，各因天时地利之不同而有旺衰。三阴三阳各时位，均有一气之旺，如太阳热（暑），阳明燥，少阳火，太阴湿，少阴寒，厥阴风等。

若六气过亢，则为害，非其时而有其气，即为六淫。六淫发病，即古之外感天行病，亦即《难经》和《伤寒论》中广义的伤寒，不过二书中均未谈燥病而已。

如此而论，则《伤寒论》的"寒"字，只是六淫之一的"寒"，亦即狭义的伤寒之"寒"。然而因寒与水的内在关系为水因寒而凝，水冻为冰而湿水内收显示燥象，故《伤寒论》中诸水饮结聚之证可见有燥象。如太阳蓄水证（第156条）、消渴、水逆证（71、72、74、73条）。此类燥证，温化水饮则燥自除。至于热耗津液所生之燥，《伤寒论》中如阳明腑实证、脾约证皆为此类之燥。而此类燥证，皆为发热过程中续生之燥，与外感之邪无直接关系。

《伤寒论》之发热证状，本为寒邪之气作用于人体之水，水凝过程中释放之热，与寒邪外束，阳气内郁为热，本来相同，只是一从病邪而言，一从正气而言。如现代医学所谓之发热，一由病变或细菌毒素之作用，一由人体体温调节功能所致，二者亦本一事之两端。

水流湿而性寒，寒与水只是天气地气之别。论寒必及水，论水亦必及寒，寒水一家而湿在其中（此湿为寒湿，非水因热蒸腾之湿）。

寒与湿与热有如此内在联系，则寒与暑的关系自在其中。

至于风，为寒热燥湿暑五气之流动现象，《伤寒论》既将五邪隐函于寒邪之中，则风邪亦在所必有，而必助寒为疟，如《金匮》所言，风虽能生万物亦能害万物而为病。由于风的特殊性质和在六淫中的地位，故《伤寒论》于伤寒之外，特立一中风病，然此风为寒性之风，亦从属于寒。

综上所述，《伤寒论》的"寒"字，已寓有其他五邪之义，然而其湿、燥、暑、火为伤于风寒之邪后变化过程中的内生之邪，风亦可为外来之淫邪，亦可为内生之淫邪。

故谓《伤寒论》以寒为统而总领六淫。这也是本书第一章第二节"一"中所提出《伤寒论》是以伤于寒水之邪为起始点，兼论它邪致病说法的依据。

为证实这一说法是否符合《伤寒论》的具体内容，笔者对有关条文进行了统计，选择条文人标准如下：

1. 所选择条文，为条文之首冠以中风、伤寒和××病（如太阳病）者。太阳篇第174、175两条有风湿相搏，174条冠以伤寒，但未选入。

2. 条文冠以××病中风、伤寒中风、妇人中风者，均计入中风中。

3. 条文证状与六淫对照时，火（暑）以有"热"字者为准，条文文义虽为有热（火、暑），但未有"热"字者，亦未计入；其他如少阳证的寒热往来视为有热证；燥证仅以条文中有大便燥结，口、舌、咽干燥为准；湿以下利，泄为准；寒以身寒、肢冷为准；风为各病中风主证及厥阴病以有病情进、退，热、厥往还为准；余皆不计入。

4. 合病、并病条文均未计入。各篇首条（即提纲）均计入××病中。第 190 条为鉴别阳明中风与中寒，未计入。

统计结果如表 13：

表 13

篇名	太阳			阳明			少阳			太阴			少阴			厥阴		
条文类别	中风	伤寒	太阳病	中风	伤寒	阳明病	中风	伤寒	少阳病	中风	伤寒	太阴病	中风	伤寒	少阴病	中风	伤寒	厥阴病
条文数	9	45	48	2	11	36	1	4	2	1	1	5	1	0	43	1	24	3
与相应六淫符合条文数	5	23	5	1	4	14	1	4	0	0	1	2	0	0	11	0	14	0

从上表可以看出，太阳篇所选 102 条中，33 条有发热的描述；阳明篇 49 条中有 19 条对燥证的描述；少阳篇 7 条中有 5 条对火（热）证的描述；太阴篇 7 条中有 3 条对湿证的描述；少阴篇 44 条中有 11 条对寒证的描述；厥阴篇 28 条中有 14 条对病情进退、热、厥往还（风象）的描述。六篇共选 237 条，其中 87 条符合相应六淫证。符合率为 32.5%，因所选条文和与六淫证状的限定有很大局限性，实际符合率必然还会更高。

《伤寒论》条文之所以有中风、伤寒、××病之分，笔者以为从外感之邪而言，中风者为风邪致病（挟寒之风）；伤寒者为风寒之邪致病，××病（如太阳病）者，指伤于风、寒之邪后的证型而言。

通观《伤寒论》全书冠以病名的条文，还有一个有趣的现象，即独少阴篇无一条冠以"伤寒"的条文，而皆冠以"少阴病"三字（中风一条除外）；厥阴篇除开篇四条和中风一条外，又皆冠以"伤寒"。

这确实是一个难解之谜。笔者认为，这正是张仲景以六病分篇分述六淫病的表现方法。

少阴本寒气所主时位，不视寒为邪，（如《难经》所谓之"正邪"）。寒是该时位之本性，在伤寒病周期过程中，发展到少阴阶段，人体阳气大伤，而虚寒内生，是少阴病的主要病理特点，故径直以少阴病称之。虽外感之风寒至此时位，有寒化（正邪）、热化（手少阴心受病之中风），但中风中寒皆可以少阴病称之。

厥阴病为伤寒病周期中的最后阶段，其病寒热错杂，虚实交叉，脏腑互乘，多对阴阳气不顺接，然其时其位为风（土）气所主，而病情变化多端，热厥往还，寒热进退，阴阳胜复，很难以一时位之气病名之。这是由风（土）的五行特性所决定的，故泛称之为"伤寒"而冠条文之首。

《伤寒论》主论风、寒，而对于主风主寒之厥阴篇和少阴篇，采用了如此的特殊笔法，其用心之良苦，可见一斑。

笔者以为《伤寒论》中，六篇皆有中风病，三阳篇中风有脉有证，而三阴篇却有脉无证（仅太阴篇有四肢烦疼一证）。但我们不可因此而认为三阴篇无中风证，如太阴篇所列三方，均为桂枝汤或桂枝汤加减，少阴篇有热化证之黄连阿胶汤证及猪苓汤证，厥阴篇之热多厥少证及小柴胡汤证、桂枝汤证等，皆三阴中风之证。

三阴病有热者为轻证，即中风证。

仲景把风证贯彻六篇始终，是因风与寒如影随形，刻不相离，只有病的轻重先后和偏风偏寒之分，而无实质之别。

总之，《伤寒论》即是论寒邪致病的典籍，它如燥、湿、暑、火、风等，除风外（风邪亦有不外此例的一面），主要作为寒邪致病的证型特点而出现，以现代医学术语表达，它们都是病理产物。但不可因此而认为《伤寒论》仅论寒而不及它邪。这是因寒邪与其他邪气有其密切的内在联系的必然结果。

二、《伤寒论》与外感暑湿燥火说（附验案 5 例）

如前段所说，《伤寒论》以寒挟风邪致病过程中出现暑、湿、燥、火、风的证型而论外感病，那么，《伤寒论》中有无对外感暑、湿、燥、火的论述呢？

从全书总体来看，《伤寒论》中对外感的暑、湿、燥、火病，还是有所论述的，不过是甚为简略而已。《伤寒论》中已把痉、湿、暍病另立为篇。《说文解字》云："痉，疆及也，（注云）广韵曰：风强病也"，"暍，伤暑也"。该篇中有风湿相搏（风湿兼邪）；及专述中热、中暍之条文，则该篇风、湿、暑三证具备，但此"痉"反不是外邪之风，乃因寒、湿二邪致病的一种证状，其病因有寒、湿之别，故有刚痉、柔痉之异。对于燥邪，该篇亦有涉及，如："湿家……口燥，烦也"，为水湿不化之燥，"太阳中暍者……口开，前板齿燥"为热耗津液之燥，亦是把燥作为湿、暑（热）病过程中的现象。

辨痉湿暍病脉证篇，已对外感湿、暑、热有所论述，则火邪自在其中。加上三阴三阳六篇的寒（挟风），则外邪六淫只一燥邪未及了。

风、寒、暑、湿、燥、火六淫学说，在《内经》时代已经成熟，即使运气七篇大论确系唐代王冰所补，在《内经·阴阳应象大论》中亦已具六淫之数，不过未明确提出六淫之词而已。仲景撰《伤寒论》亦决不会独遗燥邪而不论。

燥邪作为一种外感致病因素，在《伤寒论》中的确也已述及，它竟隐函于三阴三阳六篇中的中风病。

风即是燥，中风也是中燥。

如前所述，中风即伤寒（或称中寒）之轻者，从另一角度来看，寒邪之轻者即凉，与热之轻者为温，二者所指为同一温度。热耗津液为燥，寒则水气内收亦为燥，其中间状态（凉、温）何以不可称燥？凉为寒之轻辞，中风为中寒之轻证，则外感风邪，即是外感燥邪，故中风即是中燥。

《内经》云："风能胜湿"，风非燥为何？然此燥为寒热中和之气，对人之害处也浅，其证亦即中风。此燥不若热邪耗津，寒凝不化之燥之有证可见。燥证必附以寒热始见，故仲景不另立名目。

另外，《伤寒论》太阳篇第 6 条已有温病、风温之病名，第168 条白虎加参汤后注，已有"此方立夏后立秋前，乃可服，正月二月三月尚凛冷，亦不可与服之"，第 174、175 两条中有风湿相搏，是对暑、热（火）、湿之外邪受病，均有所述。

由此看来《伤寒论》不仅论述了内生之六淫病证，而且对外六淫之病亦尽述无遗。

但是它毕竟是以论寒为主线，因而寒字也有了更广泛的意义。

说它以寒为统，当为不过。

实际上这是一种执简驭繁的论述方法。

在临床上，运用《伤寒论》理法方药治疗外感寒邪所致的疾病确有实效，大概不会有所异议。至于治疗它邪所致者，或难于被人接收和理解。但是医疗实践证明是有效的。

如 1955 年，石家庄地区乙型脑炎流行，老中医郭可明等按暑温治疗，用《伤寒论》的白虎汤辨证加减，疗效卓著，积累了伤寒方治温病的经验，在学术界轰动一时。为证实《伤寒论》不仅适用于风寒之邪，今举数案附后，以见其用。

例一　皮肤痒疹

郭某某，女，30 岁。患全身痒疹月余。

月余前，新修住室潮湿未干，因无处居住，暂置床铺居之。时在溽暑，夜间突然雷雨大作，醒后感全身寒冷，急取被盖之而眠，次日晨起，始觉恶寒发热，自服西药，发热已除，但觉两腿有痒感，搔之皮肤色红，之后起皮疹如米粒大小，渐波及全身。

查：四肢胸背腰腹皮疹色暗红，搔抓之处浸淫成片，渗出液甚多，下肢尤甚，舌质红，苔薄白，脉浮滑而数，证系湿热客于皮肤，法当宣散湿热，予麻黄连轺赤小豆汤加减，处下方三剂而愈。

处方：麻黄 6 克、连翘 10 克、杏仁 10 克（打）、赤小豆 15克、桑皮 10 克、甘草 10 克、苍术 10 克、石膏 10 克、生姜三片、大枣三枚（掰）。

水煎服，日一剂。

按：此证为暑月感湿受凉，湿热之邪因寒凉客于皮肤，闭郁不散，发为痒疹，药用麻黄连轺赤小豆汤宣发郁热，因无梓白皮故代以桑皮行肺利水，加苍术助其除湿，石膏清其热，应手而愈。虽古有夏不用麻黄之说，何必拘泥。

例二　暑厥

马某某，女，30 岁，暑日正午，烈日当顶，劳作于田间，虽觉疲倦亦未暇休息，忽感头晕、恶心、摔倒于地，被人车载回家，则已昏不知人，身热如火。医予藿香正气水，外用冰敷，并输液疗法已十余小时，仍身热不退而邀诊。

查：神志昏迷，呼之不应，身汗如洗，口噤难开，呼吸急促，体温 40.5℃，舌苔黄厚有芒刺，舌质干燥乏津，四肢厥冷，脉洪滑而数，重按无力，证系暑厥，予白虎加参汤，大剂频服而愈。

处方：石膏 100 克、知母 30 克、粳米 30 克、甘草 20 克、西洋参 30 克。

上方煎药两大碗，约 1000 毫升，待凉，启齿频频灌之。约 2 小时，药已服下一半，病人已趋清醒，大呼口渴，遂将所剩之药予之顿服，继又用上方半量，煎服一剂，诸证皆除。

按：此证为暑火之邪入于内，蒸津外出而为汗，上扰清窍而神昏，气机受阻而厥逆，如厥阴篇所谓之脉滑者，里有热，白虎汤主之。然汗出过多，津气大伤，故加参以益气清暑，不愧为治暑良方。

例三　口渴

李某某，女，35 岁，三个月前曾患风寒感冒，当时并有情志不畅，经治发热已除，而口渴欲饮不除，每日需饮水十余斤，夜亦必饮数次，并有恶风寒、烦躁、乏力、汗出、心悸、食欲不振，饮水多则心下痞满等证。

查：其面目虚浮，色萎黄，神情困顿而烦，皮肤潮润，声音重浊，脉浮缓无力，证系水饮结聚，气不化水，法用健脾利水，予五苓散加味。

处方：茯苓 15 克、白术 15 克、泽泻 15 克、桂枝 15 克、猪苓 15 克、炒香附 10 克、乌药 10 克。

水煎服，日一剂。上方一剂，渴、汗有减，继服五剂诸证皆除。

按：此证系外感之邪未清，情志不畅而气机紊乱，与水互结，客于膀胱，日久波及中焦，脾不健运，津液不行而口渴欲饮。此证以口舌干燥而饮水不止为主证，可以归为燥证，然此证仍属内生之燥，正合《伤寒论》五苓散证治，加香附、乌药以畅气机而燥渴除，余证亦愈。

例四　衄血

贾某某，男，29岁，素患肝炎。近外感高烧十余日，经治热退，但后遗口鼻干燥，渴欲饮水，大便干燥，隔日一次。后又反复出现牙龈、鼻孔出血，视物不清，虽经服诸止血药仍未愈。

查：形体壮实，面色潮红，唇、口干燥而裂，目赤，舌苔黄厚有刺，质红乏津，脉实而数。细询平日饮食所好，云喜辛辣及饮酒。证为素有积热，外感余热附之未去，阴津耗竭，上窍失润之燥证，法当折其火，予大黄黄连泻心汤加芒硝。

处方：大黄 20 克、黄连 10 克、芒硝 10 克、黄芩 10 克。

上方将黄连打碎，三物以滚开水浸泡，化入芒硝当茶频频饮之，日一剂。

上方一剂，口鼻干燥已减，大便不干，衄血未作，继服三天，诸证皆愈。

按：此证为热耗津液之燥证，亦属内生之燥，证重在中上二焦，如此煎服法，意在用大黄、黄连之气，而不取其味，取硝之味咸可以润燥，频服可使药不过病所，热除燥自已，而血亦止。

例五　少阴燥化证

马某某，女，60岁，素患支气管哮喘，肺气肿多年，春节前因感冒风寒，喘疾发作且干咳无痰，口燥咽干，十几天来，神疲乏力，虚烦而辗转反侧，欲睡不能。

查：患者神志清醒，精神萎靡，言语无力，呼吸喘促，舌体瘦小，质暗红而干，无苔光亮，口唇紫绀，脉细数无力，证为少阴中风伤燥证，予滋阴清热法，黄连阿胶汤加减。

处方：黄连 15 克、黄芩 10 克、白芍 10 克、阿胶 15 克烊、百合 15 克、鸡子黄一枚，搅入汤中。

水煎服，日一剂。

上方二剂，精神好转，可以入睡，口咽干燥好转，继用上方减黄连为 10 克，加山药 15 克，沙参 10 克，连用五天而病复初。

按：此证由外感风寒而起，有虚烦不眠，口咽干燥，干咳无痰，舌红无苔等燥证，脉虽细而无力，但有数象，乃伤寒少阴病而有热者。阴病见阳证，其病较轻，故断为少阴中风证，中风即中燥。《汤液经法》称黄连阿胶汤为清滋之方，清者清火，滋者润燥，此案可征其事。仲景虽未立外感燥病，但已寓中风病中，学者当审而辨之。

第四节　《伤寒论》杂说

一、《伤寒论》厥阴病概说（附验案 4 例）

就伤寒病的传变周期而言，厥阴病是病程周期中最后阶段，是决定伤寒病痊愈、死亡或再传的关键时位病，病情多经历了由表及里、由实变虚、由热转寒的历程，人体已有多个脏腑、经脉被邪气所伤，其病多寒热燥湿相杂，表里虚实兼挟，如五行之中土能包容一切。而且此时此位之气化为阴尽阳出，病情虽多重危而生机有所显露，寓有向愈之机，热厥往还，寒热进退，虚实转侧，表里所趋，均变化多端，乃五行风木之象，正合本书第一章第二节"五"图 20 厥阴时位的五行属性。

厥阴病的证状特点为厥，该篇第 337 条云其病理为"阴阳气不相顺接"，其表现为手足逆冷。

所谓之阴阳气，当指三阴三阳之气化，因三阴三阳包容着经脉、营气、脏腑之气，亦即脏腑经脉之气。在生理上，三阴三阳之气相互交接运行，如川之流而不息。其中太阳之气与少阴之气，少阳之气与太阴之气，阳明之气与厥阴之气，各为一对阴阳而交接流通，若阴阳之气逆阻而不顺通，则手足厥冷。

太阳少阴不顺通可见烦躁、消渴、心悸、身痛、小便难；少阳与太阴之气不顺通则干呕、嘿嘿不欲饮食、胸胁烦满、便结、谵语、下利腹痛；阳明与厥阴之气不顺通则里热、胀满，不欲食或除中。上述证状基本可将厥阴篇所述病证包容无余。从其所用方剂来看，有太阳病之桂枝汤、阳明病之白虎汤、承气汤、少阳病之小柴胡汤、三阴病之四逆汤。况且《伤寒论》的三阴时位互相交叉，其三阴三阳较《内经》三阴三阳经脉脏腑时位的区别，更增加了阴阳气不顺接的复杂性。因此单用厥阴经腑气化或《内经》三阴三阳的气化理解此阴阳气，是远远不够的。但是只要见到手足逆冷这个证状，就是有阴阳气不接通的病理，这是厥阴病的证状要点。全篇有 29 条论及厥、17 条论及厥冷、寒，占该篇总条文数 4/5 以上，可见"厥"在该篇之重要性。

如此说来，厥阴病即是三阴三阳气不顺接之病，三阴三阳之一的厥阴与其他时位就不是并列关系了。

其实不然，仲景在此篇中，还是把厥阴病证放到了重要地位，以示与它病不同。本篇提纲（第 326 条）仍是以厥阴时位的经脉病理为基础（如第二章第二节"五"所述），这提示我们不要以第 326 条作为所有厥阴病的主证，它只是狭义的（三阴三阳之一）厥阴病主证。但是该条之"下之，利不止"一句仍是具有对全篇条文的指导意义。

因为厥阴病多从少阴病传变而来，而且三阴病每交叉互见，全篇论及下利的条文有 28 条之多，此外还有论便脓血 5 条，共占全篇总条文数的五分之三，此篇中之下利多为虚证，若下之则犯虚虚之戒而利不止。

厥阴篇冠以厥阴病的条文仅四条，而且其中第 328 条是预测厥阴病欲解时的，它有全篇性的意义。因为无论三阴三阳任何一对阴阳气不顺接，都是阳复则向愈，不复则趋死。第 327 条亦有全篇性意义，由于三阴三阳气不顺接，故无论那一对阴阳不顺接，只要脉见微浮，就说明阳气来复，不浮为阳气未复，阳气来复则有向愈之机。三阴病见阳脉为中风（伤寒轻证），中风见阳证，更应如此。

本篇中里有热之白虎汤证，身体疼痛之桂枝汤证，下利欲饮水之白头翁汤证，下利有燥屎之小承气汤证，呕而发热之小柴胡汤证，均可视为厥阴中风证。因柴胡、桂枝两方本治中风之方，它如白虎汤之发热、白头翁汤之热利、小承气汤之燥屎，均可视为手阳明大肠经之病，手之经腑易受阳邪而为中风，应当如是观。

第329条亦冠以厥阴病，云"渴欲饮水者，少少与之愈"，意在与第326条之消渴相鉴别。此条之病机为阳气来复，初复之微阳温化少量之水而渴自止，是病向愈征兆。

第327条之消渴，为阴阳气不顺接，饮水则如加水于冰，旋即凝结不化，难为润泽之功，故仍渴不止。此证状可见于垂危病人，多并见心中烦热，俗人谓之火烧膛。两条之渴，预后有霄壤之别，不可不察。但是第327条之消渴也不尽皆危重病者，慢性病中亦可见之。

厥阴篇的意义不仅在于辨别诸阴阳气不顺接的病证脉治，还有对预后的判断意义。该篇条文论及死证的有7条，难治证2条，自愈与欲愈证13条，主要是根据阴阳进退，厥热往还，寒热胜复的情况推测，皆不外阳复则生，阴盛则亡的总旨。尽管篇中诸死证，在今天看来并非皆为不治之证，但对疾病的轻、危、生、死的推测，仍有指导意义。

综上所述，厥阴篇以手足厥冷为主证，其病情复杂而多变，可见于疾病之危重阶段，但也可见于病情并不危重者或慢性病中，只要具备主证特征，即可以认为是厥阴病。

今举四案附后。

例一　肢厥

马某某，男，12岁，于两天前患感冒风寒，发烧，某村医予以大量氟美松（20mg）及安痛定，庆大霉素（8万单位2支），大汗出而热退，之后出现下肢软弱无力不能行走，并有精神萎靡、嗜睡、大便稀薄等证。

查：患者神志清醒，面色苍白，闭目不睁，言语无力，舌苔薄白，质色淡而体大，便稀薄等证。抚其两下肢，膝下至脚明显凉感，但上肢尚温，脉沉而弱，血压80/60毫米汞柱，体温35.5℃，脉搏70次/分，血常规，血钾均正常，诊为伤寒厥阴病，法用回阳救逆，予四逆汤加参。

处方：甘草10克、干姜10克、附子15克、人参10克。

上方先煎参、附20分钟，后入姜、草，一次服下，服后精神振作，厥回脉复而愈。

按：此证患者当系素阳虚之体，前医滥用激素及退热药，汗多伤亡脾、肾之阳，手足少阴之气不能顺接则精疲嗜睡，手足太阴之气不相顺接，则便溏肢软而厥，予回阳救逆，一剂而愈。

例二 头痛

程某某，女，53岁，十八年前因患感冒后遗头顶部连及项部痛，每年冬季必发作，发作则呕吐，先吐食物及涎沫，后吐苦水，并有失眠、烦躁等证，近十余天因感风寒又复发。

查：面色灰暗不鲜，舌质淡而无苔，神疲声微，呕恶连连，头顶部连及项部阵阵刺痛，头顶部按之如肿而虚软，四肢不温，脉象沉而弱，证系厥阴阴寒挟浊痰上冲，且病涉太阳经脉，用温阳降浊法，吴茱萸汤加羌活。

处方：吴萸20克、党参10克、生姜15克、大枣十二枚、羌活10克。

水煎服，日一剂。

上方五剂后，头痛、呕吐等证皆除，唯仍失眠。继用上方去羌活，加半夏30克又服五剂，失眠亦愈，五年后随访，头痛未见复发。

按：此证为多年顽疾，每在冬季发作，头痛甚为剧烈，每靠西药颅痛定及镇静安眠药维持数十日始缓解。该患者平素怯寒甚剧，冬日外出，入室必以火烤之，其冷感始除，其体阳虚可知。予温阳降浊之吴茱萸汤，数剂顽症得愈。

例三　臂疼

李某某，女，40岁，素患风湿性关节炎，室外扫雪甚为劳累而汗出，是夜睡醒后，右上肢疼痛难忍，经抗风湿及封闭疗法，仍痛不止，现已20余天，夜间加重，要求中药治疗。

查：病人疼痛难忍而呻吟号呼，右臂活动受限并有麻木感，患肢较左侧上肢温度明显降低，右侧指端色暗红，舌质淡而苔薄白，脉沉细而不快，类风湿因子阳性，证系营血虚寒之痹证，予和营温通法，当归四逆汤加减。

处方：当归30克、白芍30克、桂枝15克、木通10克、细辛10克、附子15克、防风10克、甘草10克、地龙10克、威灵仙10克、姜黄10克。

水煎服，日一剂。

上方煎服一剂，臂疼顿减，继服五剂而痛止。

按：此证为寒邪客于营血、痹而作痛。肢温下降、夜间疼重，为阴气盛而阳不接之故，方用当归四逆温阳和营，加附子助其回阳，姜黄、地龙活血通络，灵仙、防风助其外解，取效甚捷。

例四　腹泻

贾某某，男，38岁，于十年前患腹泻，曾多方治疗，时愈时发。其病每因食生冷而复发，大便每日5～10次，便前腹痛，便后缓解而有重坠感，粪便杂有黏液状物或有脓血，肠镜检报告示：直肠乙状结肠充血水肿，肠管变细，有息肉形成。曾多次作大便细菌培养，未查出致病菌。

查：形体消瘦，面色不华，舌质淡，苔薄黄，口唇干燥，四肢欠温，食后呃逆吐酸，嘈杂，心烦，肠鸣，脉象沉弦，证系寒热错杂之厥阴下利证。法宜温清并用，予乌梅丸，改制汤剂。

处方：乌梅30克、细辛3克、干姜6克、炮附子10克、当归10克、川椒6克、桂枝10克、党参10克、黄柏10克、栀子6克、黄连10克。

水煎服，日一剂。

上方三剂后大便日二次，余证皆减，继服三剂，诸病若失。改用乌梅丸，每次10克，日三次，并嘱其节饮食、禁生冷，三个月后肠镜复检，肠黏膜充血水肿消失，息肉亦除。

按：此证病程日久，反复发作，肢凉、舌淡、食生冷即复发，系内寒之象，舌苔黄、口唇干、吐酸、嘈杂、心烦类似厥阴病之"气上撞心"，"心中疼热"；口唇干燥，食后不适，又似与"消渴、饥而不欲食"有关。方中乌梅不但酸涩止利，生津止渴，除烦满，止下利，《本经》载尚能去青黑痣，触恶肉，故服方利止而息肉亦消。乌梅酸收之气可以摄津，干枯因之润，恶生者因之萎，乌梅丸（汤）之功，首在乌梅。

二、《伤寒论》少阳太阴篇概说

《伤寒论》少阳篇和太阴篇是三阴三阳六篇中文字最少的两篇，其中少阳篇条文共10条，太阴篇仅8条，作为三阴三阳之一，如此星点文字，已足令人费解，而少阳篇方证俱全的条文仅有一条（第266条），太阴篇仅太阳病主方桂枝汤证1条，及桂枝汤加芍药、加大黄各一条。

太阴病本虚寒病，但对虚寒有方有证者却也只有一条（277条），且只统言"宜服四逆辈"，有方类而无方药，其简略之至，似乎把该两篇推向了可有可无的地位。如此情况又增加了人们的疑惑。

笔者认为，这种情况的形成，应与《伤寒论》的写作方法有关，更重要的是，它还与少阳和太阴的时位及其病理特点有关。

请先看一下《伤寒论》三阴三阳六篇条文数统计表。

表 14

篇名	太阳	阳明	少阳	太阴	少阴	厥阴	累计
条文数	178	84	10	8	45	56	381

从上表统计可以看出，太阳篇占总条文数的 47%，从其内容看，已涉及其他各篇，如阳明病的白虎加参汤证、承气汤证、少阳篇的小柴胡汤证及三阴篇的四逆汤证，一些合病、并病、误治病等。太阳病一经误治，其邪气每因汗吐下伤正易于入里、入阴，少阳为阳病由表入里必经之处，太阴为病入三阴之始初，又与阳明脏腑相连，故在太阳篇对少阳、太阴病证治和其他病证均已有论述。也正因如此，形成了《伤寒论》详于三阳，略于三阴，以太阳篇最为详尽的写作特点。

少阳时位气化与太阳时位同属火热，其病证特点也必然有其通同之处，故少阳病常作为鉴别诊断而论之。太阳篇中有少阳病主证小柴胡汤的证治条文达 9 条（第 37、96、97、101、103、104、144、148、149 条）之多，还有用小柴胡汤加减的方剂，如大柴胡汤（103 条、136 条）、柴胡加芒硝汤（104 条）、柴胡加龙骨牡蛎汤（107 条）、柴胡桂枝汤（146 条）、柴胡桂枝干姜汤（第 147 条）。作为太阳病的救误方，此诸病证实际上也是少阳病，可见少阳病在太阳篇中论述的已是比较详细的了。

少阳之时位既属木，又属土，木主风，土主四时，故少阳之主方小柴胡汤可主诸中风证。

请看小柴胡汤主治条文：

第 266 条，统言"太阳病"不解，转入少阳，"太阳病"，已包括太阳中风在内。

第 231 条，直言"阳明中风"。

第 230 条，统言"阳明病"，应包括阳明中风，且谓服小柴胡汤后，"上焦得通"，说明该方可治上焦病，"胃气因和"说明该方可治中焦病。

第 144 条，妇人中风，热入血室，该病为下焦病，结合第 230 条之能治上、中两焦，则为能治三焦病。三焦为手少阳之腑，手之经腑易受风邪而为中风，故知该方亦可治少阳中风。

三阴中风证，因其时位交叉，病证每多互见，故仅于厥阴篇第 379 条言"呕而发热者，小柴胡汤主之"。三阴病以有热为中风，已在本章第三节"一"中述及，此条有发热，可视为中风证。又因厥阴与少阳同主风，不言中风而中风之意自在其中。由此而论，小柴胡汤证再现于厥阴篇，虽其条文与太阳篇第 149 条所言"呕而发热者"之柴胡汤证文义相同，却又有论述三阴中风的另一层意义。

由于少阳病主方，小柴汤证已在少阳篇之外详论无余，故仅为保持《伤寒论》三阴三阳体系的完整性，仍设少阳一篇，但甚为简略，只具骨架而已。

太阴的时位亦属木与土，而主四时之风，太阴篇有方有药三条，为治太阳中风的桂枝汤证，及其加芍药、加大黄两方证。桂枝汤及其加减方，已详于太阳篇，无需烦言，而阳明篇第 234 条，厥阴篇 327 条，亦为桂枝汤证，其分布形式与小柴胡汤证同出一辙。可见桂枝汤亦有主诸病中风之义，只是一在少阳一在太阴而已。

少阳与太阴原本一对阴阳（见第一章第二节"四"），在此两篇中分设中风之方，正是仲景撰用《汤液经法》，承袭阴阳二旦之义所做的巧妙安排。表现在不仅二方均为中土（木）之病，而且在篇次上亦居六篇之中。太阴本为湿土，因《伤寒论》尊阳卑阴而从属于寒（这也是《伤寒论》三阴三阳时位的特殊性使然），故太阴篇仅第 277 条言及自利、不渴的湿证，并紧接其后云"属太阴"，后又自注曰，"以其藏有寒故也"，对其治法亦轻而描之曰："当温之，宜服四逆辈"。

看来似乎仲景对太阴主湿之说并不在意，然则并非如此。

太阴篇提纲有"自利益甚，时腹自痛，若下之，必胸下结硬"；第278条云："太阴当发黄"、"虽暴烦下利日十余行，必自止，以脾家实，腐秽当去故也"。发黄、下利皆为湿证，"脾家实"，所言之"实"，应当为湿邪盛，即所谓虚为正气虚，实为邪气实之意。脾主运化水湿，正虚则邪实，故谓之脾家实。且此条与第280条，"以其人胃气弱"句，遥相呼应，以明太阴病慎用大黄泻下，以防虚虚之戒，正是对太阴病为正虚湿盛特点的说明。

太阴篇立桂枝汤证，还有另一重要意义。

手太阴之经脉系于肺，肺虽主皮毛，外感多先犯之，而《伤寒论》却避此说而不论（其因已在第二章第三节"五"中说明），仲景在太阴篇中设此桂枝汤之汗法，并在第276条云："太阴病，脉浮者，可发汗，宜桂枝汤"，有弥补论表避肺的不足的作用。

桂枝汤本可治肺病的喘咳证状，但用汗法治疗不一定必用桂枝汤。还可用其他汗法。汗法用于太阴证，手太阴与肺的经脉、脏腑关系，中风与手足经脉的关系，通过"宜"用治中风的桂枝汤而表述无余。特别是此一"宜"字，甚有分寸，可谓左右逢源，恰到好处。

了解上述太阴篇之旨趣，对该篇之所以如此简略的疑惑亦可涣然冰释。

三、《伤寒论》少阴病汗下法说（附验案3例）

《伤寒论》少阴病为伤寒病程周期中的晚期阶段，证属里、虚、寒，多有阳气衰微，津液干涸的表现，其治法本当温阳润燥，而少阴篇中却出现了汗法和下法方证条文共5条，且又是急下、峻下，与第285、286两条少阴病禁汗下之义相背。

只要我们认真分析一下少阴时位的特点及其病理，就会发现自有个中道理。

时位一词包括时间和位置两个内容，时间的阴阳之别以太阳出没为基础（如第一章第二节"四"所述），少阳与太阴；太阳与少阴；阳明与厥阴各为一对阴阳，这是三阴三阳命名的根据。位置以四方为基础而分阴阳，基于地气从属于天气的原则，以太阳光热量盛衰最明显的南北方向定性（如第一章第三节"一"所述）。少阳与厥阴、太阳与少阴、阳明与太阴各为一对阴阳，表达了人体脏腑经脉的阴阳表里关系。时间和方位阴阳的划分，互为经纬，而无论在时间上或方位上，太阳和少阴的阴阳关系不变，这是在三对阴阳中独具的特点。

少阴病的病理特征体现了这一特点。

少阴位在北，时在子，属寒水之时位，从伤寒病病理和病程来看，少阴病属寒，为晚期，它与位在南、时在午属火热的太阳时位病，本是相互对立而又统一的。

所谓相互对立，是热则太阳，寒则少阴；在表（阳）则太阳，里（阴）则少阴；实则太阳，虚则少阴；始则太阳，终则少阴（虽其后尚有厥阴，但厥阴有再经之机）；轻则太阳，危则少阴（厥阴亦多危证，但厥阴病寓有新生之势），种种病理说明，少阴与太阳病的病理和病程次序存在着阴阳进退的关系。

所谓二者的统一性，是太阳病和少阴病，都是伤于风寒之邪所致的病理变化，其证状都是取决于阴阳的盛衰状态。因此在治疗法则上，均以扶正祛邪为目的。因此太阳与少阴病在证治上均可有通同之处。

太阳为火之象，而阳中有阴，易家以外阳内阴为其卦（离）象；少阴为水之象，而阴中有阳，易家以外阴内阳为其卦（坎）象。坎卦像水，其中爻即阴中之阳，故少阴并非纯阴无阳。至阴时位之阳，必是真火，为先天所赋，为驱寒之本能，故少阴受到寒邪，仍有外出太阳之机。

太阳病在表，宜汗法；少阴病在里，宜温法。当少阴病始得，即刚由太阳病过渡到少阴病之时，少阴真阳之气未衰，邪气尚未深入之时，用振奋真阳之附子，使寒邪还入太阳或太阴，麻黄、细辛汗之，使寒邪自太阳或太阴而出，这正是少阴病使用汗法的道理。

第301、302两条，均为少阴病应用汗法治疗之证。而第301条有发热证状，属寒邪尚在少阴之表。何为少阴之表？手少阴经脉即是。因手经属阳，阳主表，故其证尚轻微，临床所见亦多为轻缓之证。第302条言"无里证"，是邪虽亦未入里达脏，但正气之损伤较301条证重，故去细辛之雄烈，易之以甘草之甘缓，此是汗法又有轻重缓急之分。

由于太阳和少阴为伤寒病的始终，一般而言，自始而终，依次进展，为其规律，即先见太阳病证，后见少阴病证。但是若少阴气化衰微，而导致外感之邪直中少阴，出现危重证状，如现代医学某些感染性疾病，可以先出现感染性休克，而后出现其他证状一样，这是一类特殊的情况，病情多属危重，其治疗也必刻不容缓，十万火急。

然而杀疠之气，侵入少阴之气寒阳少时位，水饮不得温化蒸腾为津液而见燥象，表现为口咽干燥。津液不化则大便清澈如水，或挟以绿色蔬菜食物之色，或阴寒之水毒使水变为纯青之色，洞泄而下。其胃肠中食物之渣滓因水不化气而不得濡润，难以滑润下行，燥结肠间，时间一久，腑气不通而作胀，这就是少阴篇第320、321、322条所述证状的病理机制。

面对如此严峻的病理形势，若先予以温里回阳，则等于姑息养奸。寒邪直中少阴，其邪势之盛可想而知，仲景毅然采取先用急下逐邪之法以治标，然后再急用回阳救逆之法以固其本。紧接三急下条文之后，在第 323 条提出了"少阴病，脉沉者，急温之，宜四逆汤"的救治方。

此急下三条，实属背水一战的策略，然而并非破釜沉舟，因其还有第 323 条之"急温之"以补救接济。在汉代的历史条件下，仲景有如此胆识，以如此策略力挽厄疾，诚为难能可贵。

或问，少阴为寒水之地，其邪又为阴寒之邪，何以仲景不用温下药（如《伤寒论》中的三物白散之巴豆），仍用性寒之硝、黄？

笔者以为，这是因为仲景看到急下三条的证状属燥象，巴豆虽温而性燥烈，易伤阴液，大黄、芒硝虽亦峻烈，但二者之味皆咸（《汤液经法》中大黄列为咸味，见第二章第三节"三"表5），而咸乃火之用味，水之化味（同上图 29）。心属火，为手少阴经脉所系，肾属水为足少阴经脉所系，少阴之气寒，为一阳（火）在内，二阴（寒）在外之象，阳（火）少故可以咸助其用；虚则肾之气化不济，咸又可以助少阴（肾）之气化以润燥生津。况枳实之酸，得咸则化辛，可协厚朴之温化，阳不化阴所成之积滞可除，积滞除而少阴中之阳亦因阴翳已开而易复出，此正是除水饮之积滞，复手少阴之阳，润足少阴之燥，一箭三雕之举。

仲景继承《汤液经法》五脏五味体用用药法的学术思想，且运用之精熟由此可见。

少阴病汗下两法，均非少阴病之常法，在临床上，笔者常用麻黄附子细辛汤治疗一些外感或非外感所致的少阴病。由于现代医疗条件的因素，对危重少阴病患者尚未敢轻试，尤其少阴三下证，更没必要冒此风险，若有此类病证治疗经验之士，企望补而充之。

笔者认为，少阴三急下证，仲景已明言此系少阴病，莫与阳明三急下证相混，亦非温病家之热结旁流证，亦非少阴阳明之合病、并病。仲景少阴急下三条，决非纸上谈兵，是在当时的历史条件下，不得已而采取的救治方法。根据病情的轻重缓急采取相应措施的学术思想，仍有其现实意义。现仅举少阴病汗法治验三例附后：

例一　肌痹

刘某某，女，17岁，半年前患精神分裂症，其家人乘车挟其去外地住院治疗，途中其兄跪压其腿以强制躁动，时间长达四小时之久，出院后，渐觉右侧大腿内侧被压部位肌肤变硬而痛，活动受限。经某省医院拍片检查，诊断为硬化性皮肌炎，治疗三个月后，病情仍有发展，硬结组织已达鼠蹊部。

查：形体瘦弱，面色暗而无华，舌体色淡而水滑，少苔，舌下静脉曲张，四肢欠温，脉沉无力，右大腿内侧皮肤色苍而硬，压之痛，证系足少阴肾经脉循行部位之肌痹，用温阳解表之麻黄附子细辛汤加减治疗。

处方：麻黄10克、附子10克、细辛10克、干姜10克、苍术15克、桃仁15克、炒白芥子15克。

水煎服，日一剂。

以上方加减，服二个月后，患处已不痛，触之硬化组织缩小，经拍片证实，硬化部位较以前宽度缩小2厘米，长度缩短5厘米，厚度亦明显变薄，已可正常活动，仍用上方加减为丸，又服三个月，痊愈。

按：此病为足少阴肾经脉循行部位，因受外部暴力而受损，致风寒痰血凝结，沉积于肌肉皮肤，痹而硬痛，方用温散解表，兼以化痰活血，经络痰血得化，痹除脉通而愈。

又按：方中细辛能除风湿痹痛，死肌，而破痰；干姜能逐风湿痹，皮肤间结气；麻黄破癥坚积聚而通腠理；苍术治风寒湿痹死肌，《本草》皆有所载。此证皮肤硬痛，组织硬化，即是燥之象，温而通之则津液至，而燥硬干涸变为柔软润泽，硬痛何来之有？

例二 背冷寒战

张某某，女，33岁，十余年前隆冬感冒，愈后遗留背冷寒战，每次必在体力劳动停止之时发作，维持十余分钟至半小时而自解，自患此病后，不易出汗，虽用发汗药亦不得汗。

查：形体壮实，舌苔、质皆正常，四肢欠温，脉象沉细而弱，证系肾阳素虚，阴寒之邪盘结太阳经脉循行之位，予温阳解表法，麻黄附子甘草汤加味。

处方：麻黄12克、甘草10克、附子15克、天虫15克、防风10克。

水煎服，日一剂。上方每次服后，皆有小汗，四剂而愈，二年后，随访未再复发。

按：此证寒战而不发热，显系外感阴寒之邪，伏留太阳经脉之证。体力劳动停止之时，气血流行减缓，阳气内藏，则寒战易作，稍事休息，阳气来复于表，寒战得其温煦而自止，究其内因，当为少阴之阳不充，故重用附子温其里阳，麻黄外行太阳以解阴寒，然病已十年，虽系小恙而根蒂已固，用麻黄附子甘草汤加天虫，防风之灵动风药以蠕之畅之，则久伏留结之阴寒，易于外出而解。

例三 鼻渊

陈某某：女，30岁，素患席汉氏综合征，近半月来外感风寒，而鼻流清涕如泉之涌，舌及上腭部有凉感，时时欲睡而不能，曾服西药扑尔敏、病毒灵等，虽减轻但停药后即如故。

查：面色黧黑，精神萎靡，言谈之间即闭目欲睡，舌质淡而体大，苔薄白，体温37.5℃，脉象沉细而微，尺部略浮，据脉查证，当系少阴中风证，法宜温阳和解，予麻黄附子细辛汤合桂枝汤加减。

处方：麻黄6克、附子6克、细辛6克、桂枝10克、白芍

10 克、生姜 10 克、大枣 3 枚。

上方水煎服，日一剂，服后微似有汗，二剂而愈。

按：此证脉象沉而细微，闭目欲睡，正是少阴病提纲之脉证，其尺部脉略浮，是邪有出表之机，太阴为三阴之表，鼻流清涕如水是寒湿之邪，自其所系之脏的官窍而出，故以麻黄附子细辛汤温少阴之阳，助其出表之势，合桂枝汤和其中土，则还入太阴之寒外出而解。

四、《伤寒论》热入血室说（附验案 2 例）

《伤寒论》热入血室的记载共 4 条，太阳篇 3 条（第 134、144、145 条），阳明篇 1 条（第 216 条）。该四条条文复见于《金匮要略·妇人杂病脉证并治篇》，且太阳篇 3 条之首均冠以"妇人"二字，可见热入血室是女性这一特定人群的疾病，必然有它特定的生理病理基础。从太阳篇 3 条条文来看，已明确提出了妇人中风或伤寒与经水适来，适断的关系，因此热入血室的病理与妇女月经生理有关。

首先应明确热入血室的病位，即血室指何。按词义讲，血室为血之室，大概不会有所异议，而"室"又指何？

《说文解字》云："室，实也，注云……人物实满其中也，引申之，则凡所居皆曰室，……"又云："室屋皆从至，所止也。"综合其意，则血室应当是指血液充满而不动的地方；或者说是储藏血液的地方。

在脏象学说中，有肝主藏血说，而且热入血室的证状有胸胁下满，如结胸状，系在肝之部位，其治疗针刺期门，又为肝足厥阴经脉之穴位，似乎肝或其经脉可当任血室之名。

但是，《金匮要略·妇人杂病脉证论并治篇》另一条论及血室的条文，却可推翻此说。该条云："妇人少腹满，如敦状，小便微难而不渴，生后者，此为水与血，俱结在血室也，大黄甘遂汤主之"。

该条病位亦在血室，而明确指出其证状为少腹满，如敦状，这就把血室的部位限定在少腹了。少腹并非肝所专主，还有膀胱与肠，看来，以肝为血室不甚恰当。

或云肝之经脉循少腹，又有脉为血之府之说，可以认为肝之经脉，或与月经关系更为密切的冲、任经脉为血室。

殊不知经脉为运行气血的通道，脉虽为血之府，但其中之血是流动不息的，亦与"室"字"所止"之义龃龉不合而难当此名。

笔者认为，只有胞宫可以当称血室之名。《素问·五脏别论篇》云："脑、髓、骨、脉、胆、女子胞，此六者地气所生也，皆藏于阴而象于地，故藏而不泻，名曰奇恒之腑。"女子胞为女子所特有，为妊子和蕴藏经血以待出之所，妊娠期则接收经脉之血以养胎，非妊娠期则经血按月排出体外。

或云：胞宫所受之血，按期而下，亦不是止于此，何以言有"室"字"所止"之义？

答曰：胞宫所藏之血，来自诸经脉，诸经脉之血至此不再流动，室满而自下，"下"是排出体外，体外已非人体之处，此自与经脉之血流动不息不同，故可称为止于此。

如上所述，血室之名，非胞宫莫当。

太阳篇热入血室 3 条，都是论述妇人患外感病又值经水适来或适断而出现的病证，其病机应与女子胞有关。但是第 143 条之胸胁下满，如结胸状，144 条之寒热，发作有时、如疟状，却类似少阳病证状；第 143 条之发热恶寒又似太阳病证状；谵语又似阳明病证状，其治疗则第 143 条云当刺期门，所取穴位却系厥阴经穴；第 144 条治疗用小柴胡汤，该方却系可治少阳证之方，这都是说明热入血室病位虽在女子胞，但可波及少阳和厥阴或它经。

究其原因，膀胱与女子胞同在下焦而相邻。膀胱之经脉为足太阳，外感之邪易首先犯之。若邪气传里，而女子胞易受邪。女子胞为奇恒之腑，其藏泻功能特点介于脏、腑之间，若膀胱腑病欲再入里，则胞为必经之所，而经水适来，是血室下血之期，正值其中虚而不实之时，易使太阳在经之热陷而入之。

血室为冲任二脉之起始，其热可随任冲上行，达于肝胆胸胁而涉少阳之地。如本章第一节"三"所述，《伤寒论》少阳时位还包括厥阴时位的二分之一（需结合金木易位理论理解），因该两条之首均冠以妇人中风，中风犯及手之经脉，手厥阴心包络代心行气，故可见神昏谵语。手少阳三焦受邪则病势趋表，故治疗取小柴胡汤和胃气，泻任脉之热，少阳厥阴因中土之气和，而邪欲出表（少阳），入里（厥阴）之势皆消。阴分（血）之邪因之而清，则诸证自解。

针刺期门可治热入血室，是取肝之募穴，泻其血之汇实之处，自胞循冲而来之热，亦可因之而解。

第143条刺期门之热入血室证，是热波及太阳，其热型为发热恶寒而兼见谵语。条文云"妇人中风，经水适来，得之七八日"，七八日为病程第一周期行尽，而再经太阳之时，因时在经水适来，其热势可随血而下。故仅刺期门增强疏泄功能，即可使血易下，热随血出，则热除、脉迟、身凉而愈。

第144条之热入血室证，为妇人中风，七八日，虽亦为病入太阳之时，有出表之机，但因正值经水适断，其血无下出之势，易与热相结，故见"寒热发作有时"，"如疟状"之证，用小柴胡汤和胃气，清任脉而愈。应与太阳病之恶寒发热相鉴别。

第145条之热入血室证，因发热时值经水适来，热入血分，故昼日明了，暮则谵语，如见鬼状，然此谵语与第143条之谵语有所不同，虽为伤寒病邪势强，但因时值经水适来，邪有下出之势，未必循冲任上犯胸胁肝胆。此谵语及如见鬼状，必不同于魂不守舍之意识朦胧，而应为目瞪眼开之惊恐象。然热之犯于胞，未上犯胸胁，即条文中所谓之"无犯胃气及上二焦"，热可随经水而外出，必自愈。

第216条之热入血室，系见阳明病，下血谵语者。说明热入血室不但可见太阳证，少阳证，亦可见阳明证。

阳明病之病机为胃家实，故此条之热入血室也必有胃家实的特点。谵语本为阳明病常见证状之一，其证多由高热所致，而热入血室，血分受热，更易谵语，迫血下行则下血，热可随之而出，但本是阳明实证，其热蒸腾而见头汗出，刺期门穴则随冲上逆之热，因血汇聚之处得泻，有外出之路，胃气因和而汗解。故条文云濈然汗出则愈。《说文解字》云"濈，和也"，可见仲景用字之精妙。

总之，《伤寒论》热入血室证，是妇人患中风或伤寒时，正值月经来潮或月经刚断，热邪入于胞中而引起的一类病证。该病有太阳、阳明，少阳三个证型。热未与血结者，可随经水得下而愈。冲任之循脉脉上行者则可刺期门或服小柴胡汤以疏泄肝胆，和胃气、清冲任而胞室之热可除。

热入血室在临床中确不少见，今举二案附后。

例一　热入血室阳明证

刘某某，女，35岁。于10天前，月经来潮，次日因感风寒而恶寒发热，体温达39.5℃，并有右下腹阵痛，某医诊为阑尾炎，予青霉素及中药大黄牡丹皮汤，二剂后腹疼止而热亦见退。三天后，月经停止，继用青霉素等治疗。数天后，体温反而上升，且转为日晡潮热，仍高达39.5℃，不恶寒，两小时后自行消退而如常人，但右下腹仍有时疼痛。又疑为结核病，胸部拍片，化验血常规，血沉，均未见异常。

查：患者面色潮红，舌质暗红，苔薄而黄燥，腹软，右下腹压痛拒按，口渴欲饮，大便不干，日一次，脉弦滑有力，诊为热入血室阳明病，予大柴胡汤加减。

处方：柴胡 20 克、黄芩 12 克、半夏 10 克、石膏 15 克、大黄 15 克、白芍 15 克、枳实 10 克、丹参 15 克、桃仁 10 克、红花 10 克、甘草 10 克。

水煎服，日一剂，服二剂而痊愈。

按：此病经期外感，热入血室，医用大黄牡丹汤后腹痛止而热减。该方可助热随经血而下，故病暂缓解，但经水断后，外感之热未清，而热无出路，转而循冲上行，波及阳明及厥阴经脉而见日晡热潮，发作有时，少腹亦为肝脉所络之位，血热相搏而作痛，病位在中下二焦。治用大柴胡加活血药，因势利导而病除。

例二　热入血室少阳证

蒋某某，女，20 岁，七天前，为其母祭墓，悲伤痛哭之余，伤于晚秋之风凉，遂见恶寒发热，头痛，周身酸楚等证。两天后，月经先期 6 天而至，证转为寒热如疟，自过午即发烧达 41℃ 且入夜则谵语，妄闻妄见，惊悸、喜静，神昏如梦，天明则热退神清，一如常人。

查：刻下神志清醒、目赤、咽干、胸胁满痛，时有干呕，舌质稍红，苔薄白，脉弦数，问其经水，云："今日已断。"诊为热入血室少阳证，予小柴胡汤加减，二剂而愈。

处方：柴胡 30 克、黄芩 15 克、半夏 15 克、丹参 15 克、生姜 15 克、大枣 7 枚、生地 15 克、丹皮 10 克、甘草 10 克。

上方水煎服，去渣重煎，日一剂。

按：此证为悲痛过度，外感风凉，悲哀动中，而气血紊乱，故月经先期而至。风凉之邪内陷胞中，循冲任上冲中上二焦，邪入少阳则寒热如疟，定时发作，胸胁满痛；邪入阴分，手厥阴受邪而谵语神昏，妄闻妄见而夜间加重。药用小柴胡和中清冲任，因经水已净，血室营血虚而有热，故加生地、丹皮，以丹参易党参，养而清之。

五、《伤寒论》方剂名称说

《伤寒论》的方剂名称，多以组成方剂的药物或其中的主要药物名称为名（如五苓散、葛根汤），具有通俗直观，易理解的特点。此外，除桃花汤因该方制剂色似桃花而得名，均与方剂的功用或主治的病证名称，或二十八宿星之神名有关。

《伤寒论》中有二陷胸（大、小陷胸汤［丸］）、四承气（大承气、小承气、调胃承气、桃核承气）、五泻心（大黄黄连泻心、半夏泻心、生姜泻心、附子泻心、甘草泻心）、五四逆（四逆汤、四逆散、通脉四逆、当归四逆、茯苓四逆）、五神方（大青龙、小青龙、白虎、真武、阳旦）、二治中（理中丸（汤）、小建中汤）及桂枝去芍药加蜀漆龙骨牡蛎救逆汤，桂枝二越婢一汤，白通汤、白通加猪胆汁汤、抵当汤（丸）诸方名，诸方的名称都有符合《伤寒论》三阴三阳理论体系需要的特点，有其特定的方名意义。

诸四逆汤是以此类方剂可以治疗四肢逆冷而得名。四肢逆冷即厥，《伤寒论》中云是"阴阳气不接顺"之病。由于阴阳气不接顺，阳气不能顺达四肢，故四肢冷，其阴气必然也不会顺通，故有下利，腹痛等证，但四逆辈为温阳之剂，是从回阳以救四肢逆冷着手，故方亦不以救厥为名，而以四逆称之。

白通二汤，为宣通阳气之方，所治为三焦阳气虚而不通之证，方中姜、附温中下焦之阳，葱白引阳上达而宣通之，故名白通。

小建中汤及理中丸（汤）证，为中土气化不足、失调所致，所建所理，均为中土之气化。

《说文解字》云："建，立朝律也"。"注云……今谓凡竖立为建"。故建中汤为建立中土气化之方。

《说文解字》云："理，治玉也，注云：《战国策》：'郑人谓玉之未理者为璞'，是理为剖析也，玉虽至坚，而治之得其鰓理以成器不难，谓之理。凡天下一事一物，必推其情至于无憾而后即安，是谓之天理，是谓之善治……。天理者，言乎自然之分理也，自然之分理，以我之情絜人之情，而无不得其平是也。"理中汤为温热之剂，以温中土为理中，可见其对温中可使中土安的认识。

大小陷胸汤（丸），是为结胸证而设。"胸"字《说文解字》作"匈"，云："匈，膺也，注云……膺自其外言之，无不当也，匈自其中言之，无不善也，无不容故从勹"，第131条云"病发于阳反而下之，热入因作结胸"，第134条云："……表未解也。医反下之…阳气内陷，心下因硬，则为结胸"，可见结胸为伤寒误下，阳气内陷，热邪随之入于其中，与水（饮）互相纽结不解之证。此"胸"字言其病位在"中"。

《说文解字》云："陷，高下也。"注云"高下者，高与下有悬绝之势也，……故自高入于下亦曰陷……《易》曰：'坎，陷也'，谓阳陷阴中也，凡深没其中曰陷"，治结胸之方取名陷胸，是此汤（丸）可深入阳气内陷之所，使邪自高位而下出之义。此'陷'字，表示药有深入之势。

桂枝去芍药加蜀漆牡蛎龙骨救逆汤，是为误用火法而亡阳的病证而设，为救阳气亡脱之方，名取救逆，可见仲景治伤寒病是以阳气内存者为顺，阳气衰亡者为逆的观点。

桂枝二越婢一汤，由桂枝汤二分和越婢汤一分而成。

越婢汤原方亦载于《金匮要略》，为治"风水，恶风，一身悉肿，脉浮，不渴，续自汗出，无大热"之方。由麻黄、石膏、生姜、甘草、大枣组成，为汗解水气病的方剂。

《说文解字》云"越"字与"逑"字音义同，又云'逑'，'蹹上标也，'有超越、发越之义。在治疗方法上，汗法有发越之义。《说文解字》云："婢，女之卑者也，注云：……婢为贱人也。"风水之病，治用汗法，使水气自皮毛而出，而皮毛在脏象学说中属肺，肺为手太阴经脉所系，而太阴为三阴时位中阴气值较大者。（详见第一章第二节"四"表2）。由于男女在古代作为阴阳的代称，男为阳，女为阴，以阳尊阴卑的观点来看，手太阴肺当然可谓之婢。

故此，越婢之名义，是以汗法发越手太阴肺的意思，它与桂枝汤之汗解太阳表证者，功虽同而位有尊卑。

抵当汤（丸）为治疗下焦瘀血之方。

《说文解字》云："抵，挤也。'挤'，排也，注云：自推至摧六篆同义，"（自推至摧六字为：推、挨、排、挤、抵、摧——笔者注），"当，田相值也，值者，持也，田与田相持也，引申之凡相持相抵，皆曰当。"可见抵当之名，即排挤其瘀血下出之义。

或谓"抵"为"砥"，"砥"字《说文解字》释之曰："砥，柔石也，注云：柔石，石之精细者。中为氏，郑注：禹贡曰厉砥摩刀刃石也，精者为砥。"抵当之抵，若为砥字，砥当之义当为削磨瘀血，丸方名用之较宜。因汤者，荡也；丸者缓也，新病之瘀，排挤出之即可，久坚之瘀，当磨厉以消之。抵当汤、丸，药虽同，而荡、消之法不同，抵、砥分用更佳。

诸承气汤证，为阳明腑实和下焦蓄血而设，治下焦蓄血之桃核承气汤，系泻阳明腑热之调胃承气加入桃核、桂枝而成，故亦以承气名之。

阳明腑实者，为邪气实而夺其正常气化。阳明之气，以腐熟水谷，传化糟粕为用，而以下行者为顺，承气汤证因其邪实而不易下行为逆，故用药助其下行之气。

《说文解字》云："承，奉也，受也，"注云："凡言承受，承顺、继承……"，"受者，相付也"。可见承气之义，即给予阳明下行之气，或解释为奉献予阳明下行之气。承气本攻下积浊之剂，不以攻逐为名，而云承气，可见仲景重视正气之一贯思想。

五泻心汤，均为除痞之剂，而有水、气、寒、热、虚之别，其证均为表证误治，正气受损，邪气内陷，本正虚之证，反以泻心名之，应如何解释？

《说文解字》云："心，人心，土臧也，在身之中，象形，博士说以为火臧"。注文曰："土臧者，古文尚书说，火臧者今文家说……"可见心的五行归属在仲景时代尚有两种说法。

《内经》心为火臧，属今文家说，然而观诸泻心汤之病位均在心下，即中土之位，又似属古文家说。泻心汤均有火热之证，诸泻心方中虽有寒痞者亦不舍芩连，寒痞不过是素有寒，得内陷之火与之搏结而成痞，可知泻心即是泻火之义。火为心之气，亢则为害，故泻之；痞为中土之塞而不通，亦宜泻之。一"心"字而意有双关，仲景双承古今文之学，用于治痞之方名，亦巧亦妙。

从上述方剂的命名来看，仲景是从调理正气，尤其是以保阳气为治疗方法，体现了儒家尊阳卑阴的思想。

除上述方剂不以药名称之外，还有大小青龙汤、白虎汤、真武汤及阳旦汤，亦不以药物名称之。

这些方剂是承袭《汤液经法》之方名而用之。是以四时八节论述伤寒的体现。然而《伤寒论》为三阴三阳系统，与《汤液经法》对外感天行以四时五行论之，必然有所区别，故此未用阳旦、朱鸟之汤名，但却有其实（详见第二章第二节"六"表10）。

笔者认为陶弘景在《法要》所云张机撰《伤寒论》"避道家之称"之说确有不察之嫌，带有一定的门户之见。陶氏虽世称学贯三教，为儒、道、佛三教合一论者，但毕竟以道教思想为重，而有此智者之一失。

《汤液经法》治外感天行六小神方，《伤寒论》中已尽取无遗，而朱鸟、阳旦不用其名自有个中之趣。

《伤寒论》的三阴三阳体系中，北方为少阴，即《汤液》之肾水。《伤寒论》承袭《汤液》之说，治用真（玄）武汤，然而手少阴心经腑之证，在《汤液》中属南方心火之证，《伤寒论》以南方为太阳火热之时位，是在阳为主导，阴为从属的指导思想下而定。置属手少阴的心于从属地位，故不以南方为心之时位，而把属心火证的朱鸟汤证，改名为黄连阿胶汤，置于少阴篇中。若仍用朱鸟为名，会打破三阴三阳体系，可见仲景变朱鸟汤为黄连阿胶汤之名，其用心也良苦。

阴阳二旦汤，在《汤液》中属土剂，《伤寒论》既承袭了这种思想，又与天之六气学说相融合，委以主中风之任。风行四时，中风一证遍及六篇，体现了土主四时。将更名为小柴胡汤和桂枝汤的大阴旦，小阳旦汤置少阳、太阴篇，体现了土居中央的思想。以此二方治疗任督脉病，体现了土包容金、木、火、水的特殊地位，以此二方和胃气，明确地昭示此二方属土的性质。但是若仍以二旦之名称之，只可表达元气所分之阴阳，不能表达土为太极、无极的更高层次含义和土为神（见第一章第一节"二"）的特性，故隐匿其原名，而以药名称之。但仲景又唯恐后学忘其源流，特留阳旦方名，而不具方药，有神龙出没，藏首露尾之意。

至于仲景为何以《汤液》之大阴旦为土剂，而不取小阴旦之黄芩汤，此是因为《伤寒论》三阴三阳体系，有病程周期次序的规律，阳为表，阴为里，土剂分为阴阳，则阴旦为里证，里证多由阳证发展而来，其证多为继发证，病情所涉也广，这正是《汤液》大汤与小汤用途上的区别。故用大阴旦汤为阴土之剂。

《伤寒论》取《汤液》之小青龙汤名为麻黄汤，是因桂枝汤与麻黄汤分主中风与伤寒，此乃《伤寒论》中二大类病，若以青龙汤之名称之，在方名上则与桂枝汤失去并列关系。

《伤寒论》中小建中汤与小青龙汤，原系《汤液》之大阳旦、大青龙，何以《伤寒论》颠倒大小而用之？

小建中汤所主之证，乃内伤虚劳证的比重较大，外感与内伤较之，则内伤之病深而重，但仲景毕竟是用它治疗外感病，故以小建中为名，与《金匮要略》大建中汤作主之虚寒更胜一畴者，遥相对比而称之。

《汤液经法》与《伤寒论》之大小青龙汤及麻黄汤虽皆为治疗外感表证之方，但《伤寒论》之大青龙汤证较小青龙汤证更为顽重，小青龙汤较麻黄汤证重且挟有水气，此三方之证有轻、重、纯、兼之别，故于麻黄汤中倍麻黄加石膏、姜、枣而称之为青龙。

小青龙汤证较大青龙汤证轻而取名小，此大小之义。是按大小青龙汤证对比而言，麻黄汤反舍青龙之名，若仍用《汤液》之义，称麻黄汤为小青龙汤，亦有难与桂枝汤成为比例之嫌。试想如将麻黄汤称之为小青龙汤，桂枝汤称为小阳旦汤，则也失去了中风、伤寒并列之义。看来仲景在设方名时，尽量避免方剂等级比列上的误觉。

仲景颠倒大、小青龙汤方名，应该说是《伤寒论》内容的需要，是突出三阴三阳体系的具体体现。

白虎汤在《汤液经法》中被称为收重之剂，收者使阳气内潜，重者使阳气下行，伤寒病之阳明经证，发热之重，如暑夏火气蒸腾，乃阳气亢盛上越之象，治用白虎收重，使阳气下潜内收而热自除，方剂之名义，与《汤液》无异。

《汤液经法》六神方，在《伤寒论》中，名有变而用未更。东方春木之气宣发，其宿青龙，药以麻黄之宣发为主；西方秋金之气收重，其宿白虎，药以石膏之收重为主；北方寒水之所，气凛冽，其宿真（玄）武，药以附子温阳，茯苓淡渗水湿，湿去而阳易复；南方夏火之气，其气燥热，其宿朱鸟，药以黄连清其热，鸡子黄润其燥，而更名黄连阿胶汤，而附于北方少阴之位；阴阳二旦和胃调中土，定四时之风。

然而五方之中唯南方火位似未设置相应方剂。

笔者认为《伤寒论》为论述风寒之书，火与寒为相对之气，伤寒病中之火热病，为寒邪致病过程中的一种现象，其性质为火脏心之气过亢，犹如内伤之类，故此仲景不置六神之方于此时位。

然而并非置之不理，所立大黄黄连泻心汤，当为此时位病而设。该方主证与黄连阿胶汤相比，此为实热、宜泻，彼为虚热、宜滋，用黄连清之义同，而有大黄咸润，与鸡子黄、阿胶滋润之别。大黄黄连泻心汤当为《伤寒论》中南方火剂。

《伤寒论》中承袭《汤液经法》六神方名称的方剂，根据三阴三阳体系的需要而有所变通取舍。方剂名称是《伤寒论》理论体系的组成部分，有其他形式不可代替的意义。

附篇 《伤寒论》原文 *

序

论曰：余每览越人入虢之诊，望齐侯之色，未尝不慨然叹其才秀也。怪当今居世之士，曾不留神医药，精究方术，上以疗君亲之疾，下以救贫贱之厄，中以保身长全，以养其生。但竞逐荣势，企踵权豪，孜孜汲汲，唯名利是务；崇饰其末，忽弃其本，华其外而悴其内。皮毛不存，毛将安附焉？卒然遭邪风之气，婴非常之疾，患及祸至，而方震慄，降志屈节，钦望巫祝，告穷归天，束手受败。赍百年之寿命，持至贵之重器，委付凡医，恣其所措，咄嗟呜呼！厥身已毙，神明消失，变为异物，幽潜重泉，徒为啼泣。痛夫！举世昏迷，莫能觉悟，不惜其命，若是轻生，彼何荣势之云哉！而进不能爱人知人，退不能爱身知己，遇灾值祸，身居厄地，蒙蒙昧昧，蠢若游魂。哀乎！趋世之士，驰竞浮华，不固根本，忘躯徇物，危若冰谷，至于是也。

余宗族素多，向余二百。建安纪年以来，犹未十稔，其死亡者三分有二，伤寒十居其七。感往昔之沦丧，伤横夭之莫救，乃勤求古训，博采众方，撰用《素问》、《九卷》、《八十一难》、《阴阳大论》、《胎胪药录》并《平脉辨证》，为《伤寒杂病论》，合十

---

* 为方便读者随时核对《伤寒论》原文，特将《伤寒论》原文附后。此原文以新辑宋本《伤寒论》原文（1956 年重庆市中医学会编注，重庆人民出版社）为蓝本。条文号为宋本条文序号。

六卷。虽未能尽愈诸病，庶可以见病知源。若能寻余所集，思过半矣。

夫天布五行，以运万类；人禀五常，以有五藏；经络府俞，阴阳会通；玄冥幽微，变化难极。自非才高识妙，岂能探其理致哉！上古有神农、黄帝、岐伯、伯高、雷公、少俞、少师、仲文，中世有长桑、扁鹊，汉有公乘阳庆及仓公，下此以往，未之闻也。观今之医，不念思求经旨，以演其所知，各承家技，终始顺旧。省疾问病，务在口给，相对斯须，便处汤药；按寸不及尺，握手不及足；人迎趺阳，三部不参；动数发息，不满五十。短期未知决诊，九侯曾无仿佛；明堂阙庭，尽不见察，所谓窥管而已。夫欲视死别生，实为难矣。孔子云：生而知之者上，学则亚之，多闻博识，知之次也。余宿尚方术，请事斯语。

辨太阳病脉证并治（上）

1 太阳之为病，脉浮，头项强痛而恶寒。

2 太阳病，发热汗出，恶风，脉缓者，名为中风。

3 太阳病，或已发热，或未发热，必恶寒，体痛呕逆，脉阴阳俱紧者，名为伤寒。

4 伤寒一日，太阳受之，脉若静者，为不传；颇欲吐，若燥烦脉数急者，为传也。

5 伤寒二、三日，阳明少阳证不见者，为不传也。

6 太阳病，发热而渴，不恶寒者，为温病。若发汗已，身灼热者，名风温。风温为病，脉阴阳俱浮，自汗出，身重，多眠睡，鼻息必鼾，语言难出。若被下者，小便不利，直视失溲，若被火者，微发黄色，剧则如惊痫，时瘈疭。若火熏之。一逆尚引日，再逆促命期。

7 病有发热恶寒者，发于阳也；无热恶寒者，发于阴也。

发于阳，七日愈；发于阴，六日愈。以阳数七阴数六故也。

8 太阳病，头痛至七日以上自愈者，以行其经尽故也。若欲作再经者，针足阳明，使经不传则愈。

9 太阳病，欲解时，从巳至未上。

10 风家，表解而不了了者，十二日愈。

11 病人身大热，反欲得衣者，热在皮肤，寒在骨髓也；身大寒，反不欲近衣者，寒在皮肤，热在骨髓也。

12 太阳中风，阳浮而阴弱。阳浮者，热自发；阴弱者，汗自出，啬啬恶寒，淅淅恶风，翕翕发热，鼻鸣干呕者，桂枝汤主之。方一。

桂枝三两（去皮） 芍药三两 甘草二两（炙） 生姜三两（切） 大枣十二枚（擘）

上五味，㕮咀三味，以水七升，微火煮取三升，去滓，适寒温，服一升。服已须臾，啜热稀粥一升余，以助药力。温覆令一时许，遍身漐漐，微似有汗者益佳，不可令如水流漓，病必不除。若一服汗出病差，停后服，不必尽剂。若不汗，更服依前法；又不汗，后服小促其间。半日许令三服尽。若病重者，一日一夜服，周时观之。服一剂尽，病证犹在者，更作服。若不汗出，乃服至二三剂。禁生冷黏滑肉面五辛酒酪臭恶等物。

13 太阳病，头痛发热，汗出恶风，桂枝汤主之。方二。（用前第一方）

14 太阳病，项背强几几，反汗出恶风者，桂枝加葛根汤主之。方三。

葛根四两 麻黄三两（去节） 芍药二两 生姜三两（切） 甘草二两（炙） 大枣十二枚（擘） 桂枝二两（去皮）

上七味，以水一斗，先煮麻黄葛根，减二升，去上沫，纳诸药，煮取三升，去滓。温服一升，覆取微似汗，不须啜粥。余如桂枝法将息及禁忌。

15 太阳病，下之后，其气上冲者，可用桂枝汤，方用前法。若气不上冲者，不得与之。方四。

16 太阳病三日，已发汗，若吐、若下、若温针，仍不解者，此为坏病，桂枝不中与之也。观其脉证，知犯何逆，随证治之。桂枝本为解肌，若其人脉浮紧，发热汗不出者，不可与之也。常须识此，勿令误也。方五。

17 若酒客病，不可与桂枝汤，得之则呕，以酒客不喜甘故也。

18 喘家作，桂枝汤，加厚朴、杏子佳。方六。

19 凡服桂枝汤吐者，其后必吐脓血也。

20 太阳病，发汗遂漏不止，其人恶风，小便难，四肢微急，难以屈伸者，桂枝加附子汤主之。方七。

桂枝三两（去皮）　芍药三两　甘草三两（炙）　生姜三两（切）　大枣十二枚（擘）　附子一枚（炮，去皮，破八片）

上六味，以水七升，煮取三升，去滓，温服一升。本云，桂枝汤，今加附子。将息如前法。

21 太阳病，下之后，脉促，胸满者，桂枝去芍药汤主之。方八。

桂枝三两（去皮）　甘草二两（炙）　生姜三两（切）　大枣十二枚（擘）

上四味，以水七升，煮取三升，去滓，温服一升。本云，桂枝汤，今去芍药。将息如前法。

22 若微寒者，桂枝去芍药加附子汤主之。方九。

桂枝三两（去皮）　甘草二两（炙）　生姜三两（切）　大枣十二枚（擘）　附子一枚（炮，去皮，破八片）

上五味，以水七升，煮取三升，去滓，温服一升。本云，桂枝汤，今去芍药，加附子。将息如前法。

23 太阳病，得之八九日，如疟状，发热恶寒，热多寒少，其人不呕，清便欲自可，一日二三度发。脉微缓者，为欲愈也；脉微而恶寒者，此阴阳俱虚，不可更发汗更下更吐也；面色反有热色者，未欲解也，以其不能得小汗出，身必痒，宜桂枝麻黄各半汤。方十。

桂枝一两十六铢（去皮）　芍药　生姜（切）　甘草（炙）　麻黄（去节）各一两　大枣四枚（擘）　杏仁二十四枚（汤浸去皮尖及两仁者）

上七味，以水五升，先煮麻黄一二沸，去上沫，纳诸药，煮取一升八合，去滓，温服六合。本云，桂枝汤三合，麻黄汤三合，并为六合，顿服。将息如上法。

24　太阳病，初服桂枝汤，反烦不解者，先刺风池风府，却与桂枝汤则愈。方十一。

25　服桂枝汤，大汗出，脉洪大者，与桂枝汤，如前法；若形似疟，一日再发者，汗出必解，宜桂枝二麻黄一汤。方十二。

桂枝一两十七铢（去皮）　芍药一两六铢　麻黄十六铢（去节）　生姜一两六铢（切）　杏仁十六个（去皮尖）　甘草一两二铢（炙）　大枣五枚（擘）

上七味，以水五升，先煮麻黄一二沸，去上沫，纳诸药，煮取二升，去滓，温服一升，日再服。本云，桂枝汤二分，麻黄汤一分，合为二升，分再服。今合为一方，将息如前法。

26　服桂枝汤，大汗出，大烦渴不解，脉洪大者，白虎加人参汤主之。方十三。

知母六两　石膏一斤（碎，绵裹）　甘草二两（炙）　粳米六合　人参三两

上五味，以水一斗，煮米熟，汤成去滓，温服一升，日三服。

27　太阳病，发热恶寒，热多寒少，脉微弱者，此无阳也，不可发汗。宜桂枝二越婢一汤。方十四。

桂枝（去皮）芍药 麻黄 甘草各十八铢（炙） 大枣四枚（擘） 生姜一两二铢（切） 石膏二十四铢（碎，绵裹）

上七味，以水五升，煮麻黄一二沸，去上沫，纳诸药，煮取二升，去滓，温服一升。本云，当裁为越婢汤桂枝汤，合之饮一升。今合为一方，桂枝汤二分，越婢汤一分。

28 服桂枝汤，或下之，仍头项强痛，翕翕发热，无汗，心下满微痛，小便不利者，桂枝去桂加茯苓白术汤主之。方十五。

芍药三两 甘草二两（炙） 生姜（切）白术 茯苓各三两 大枣十二枚（擘）

上六味，以水八升，煮取三升，去滓，温服一升。小便利则愈。本云，桂枝汤，今去桂枝，加茯苓白术。

29 伤寒脉浮，自汗出，小便数，心烦，微恶寒，脚挛急，反与桂枝欲攻其表，此误也。得之便厥，咽中干，烦躁吐逆者，作甘草干姜汤与之，以复其阳；若厥愈足温者，更作芍药甘草汤与之，其脚即伸；若胃气不和谵语者，少与调胃承气汤；若重发汗，复加烧针者，四逆汤主之。方十六。

甘草干姜汤方

甘草四两（炙） 干姜二两

上二味，以水三升，煮取一升五合，去滓，分温再服。

芍药甘草汤方

白芍药 甘草各四两（炙）

上二味，以水三升，煮取一升五合，去滓，分温再服。

调胃承气汤方

大黄四两（去皮，清酒洗） 甘草二两（炙） 芒硝半升

上三味，以水三升，煮取一升，去滓，纳芒硝，更上火微煮令沸，少少温服之。

四逆汤方

甘草二两（炙） 干姜一两半 附子一枚（生用，去皮，破

八片)

上三味,以水三升,煮取一升二合,去滓,分温再服。强人可大附子一枚,干姜三两。

30 问曰:证象阳旦,按法治之而增剧,厥逆,咽中干,两胫拘急而谵语。师曰:言夜半手足当温,两脚当伸。后如师言。何以知此?答曰:寸口脉浮而大,浮为风,大为虚,风则生微热,虚则两胫挛,病形象桂枝,因加附子参其间,增桂令汗出,附子温经,亡阳故也。厥逆咽中干,烦躁,阳明内结,谵语烦乱,更饮甘草干姜汤,夜半阳气还,两足当热,胫尚微拘急,重与芍药甘草汤,尔乃胫伸。以承气汤微溏,则止其谵语,故知病可愈。

辨太阳病脉证并治(中)

31 太阳病,项背强几几,无汗恶风,葛根汤主之。方一。
葛根四两　麻黄三两(去节)　桂枝二两(去皮)　生姜三两(切)　甘草二两(炙)　芍药二两　大枣十二枚(掰)

上七味,以水一斗,先煮麻黄葛根,减六升,去白沫,纳诸药,煮取三升,去滓,温服一升。覆取微似汗,余如桂枝法将息及禁忌。诸汤皆仿此。

32 太阳与阳明合病者,必自下利,葛根汤主之。方二。

33 太阳与阳明合病,不下利但呕者,葛根加半夏汤主之。方三。
葛根四两　麻黄三两(去节)　甘草二两(炙)　芍药二两　桂枝二两(去皮)　生姜二两(切)　半夏半升(洗)　大枣十二枚(擘)

上八味,以水一斗,先煮葛根麻黄,减二升,去白沫,纳诸药,煮取三升,去滓,温服一升。覆取微似汗。

34 太阳病，桂枝证，医反下之，利遂不止，脉促者，表未解也；喘而汗出者，葛根黄芩黄连汤主之。方四。

葛根半斤　甘草二两（炙）　黄芩三两　黄连三两

上四味，以水八升，先煮葛根，减二升，纳诸药，煮取二升，去滓，分温再服。

35 太阳病，头痛发热，身疼腰痛，骨节疼痛，恶风无汗而喘者，麻黄汤主之。方五。

麻黄三两（去节）　桂枝二两（去皮）　甘草一两（炙）杏仁七十个（去皮尖）

上四味，以水九升，先煮麻黄，减二升，去上沫，纳诸药，煮取二升半，去滓，温服八合。覆取微似汗，不须啜粥。余如桂枝法将息。

36 太阳与阳明合病，喘而胸满者，不可下，宜麻黄汤。方六。（用前第五方）。

37 太阳病，十日以去，脉浮细而嗜卧者，外已解也。设胸满胁痛者，与小柴胡汤。脉但浮者，与麻黄汤。方七。

柴胡半斤　黄芩　人参　甘草（炙）　生姜各三两（切）大枣十二枚（擘）　半夏半升（洗）

上七味，以水一斗二升，煮取六升，去滓，再煎取三升，温服一升，日三服。

38 太阳中风，脉浮紧，发热恶寒，身疼痛，不汗出而烦躁者，大青龙汤主之。若脉微弱，汗出恶风者，不可服之。服之则厥逆，筋惕肉瞤，此为逆也。方八。

麻黄六两（去节）　桂枝二两（去皮）　甘草二两（炙）杏仁四十枚（去皮尖）　生姜三两（切）　大枣十枚（擘）　石膏如鸡子大（碎）

上七味，以水九升，先煮麻黄，减二升，去上沫，纳诸药，煮取三升，去滓，温服一升。取微似汗。汗出多者，温粉粉之。

一服汗者，停后服。若复服，汗多亡阳，遂虚，恶风烦躁，不得眠也。

39 伤寒脉浮缓，身不疼，但重，乍有轻时，无少阴证者，大青龙汤发之。方九。（用前第八方）。

40 伤寒表不解，心下有水气，干呕发热而咳，或渴，或利，或噎，或小便不利、少腹满，或喘者，小青龙汤主之。方十。

麻黄（去节）　芍药　细辛　干姜　甘草（炙）　桂枝各三两（去皮）　五味子半升　半夏半升（洗）

上八味，以水一斗，先煮麻黄减二升，去上沫，纳诸药，煮取三升，去滓，温服一升。若渴，去半夏，加栝楼根三两；若微利，去麻黄，加荛花，如一鸡子，熬令赤色；若噎者，去麻黄，加附子一枚，炮；若小便不利，少腹满者，去麻黄，加茯苓四两；若喘，去麻黄加杏仁半升，去皮尖。且荛花不治利，麻黄主喘，今此语反之，疑非仲景意。

41 伤寒心下有水气，咳而微喘，发热不渴。服汤已，渴者，此寒去欲解也。小青龙汤主之。方十一。（用前第十方。）

42 太阳病，外证未解，脉浮弱者，当以汗解，宜桂枝汤。方十二。

桂枝（去皮）　芍药　生姜各三两（切）　甘草二两（炙）　大枣十二枚（擘）

上五味，以水七升，煮取三升，去滓，温服一升。须臾啜热稀粥一升，助药力，取微汗。

43 太阳病，下之微喘者，表未解故也，桂枝加厚朴杏子汤主之。方十三。

桂枝三两（去皮）　甘草二两（炙）　生姜三两（切）　芍药三两　大枣十二枚（擘）　厚朴二两（炙，去皮）　杏仁五十枚（去皮尖）

上七味，以水七升，微火煮取三升，去滓，温服一升。覆取微似汗。

44 太阳病，外证未解，不可下也，下之为逆。欲解外者，宜桂枝汤。方十四。（用前第十二方。）

45 太阳病，先发汗不解，而复下之，脉浮者不愈。浮为在外，而反下之，故令不愈。今脉浮，故在外，当须解外则愈，宜桂枝汤。方十五。

46 太阳病，脉浮紧，无汗发热，身疼痛，八九日不解，表证仍在，此当发其汗。服药已微除，其人发烦目瞑，剧者必衄，衄乃解。所以然者，阳气重故也。麻黄汤主之。方十六。（用前第五方）。

47 太阳病，脉浮紧，发热身无汗，自衄者愈。

48 二阳并病，太阳初得病时，发其汗，汗先出不彻，因转属阳明，续自微汗出，不恶寒。若太阳病证不罢者，不可下，下之为逆，如此可小发汗。设面色缘缘正赤者，阳气怫郁在表，当解之熏之。若发汗不彻，不足言，阳气怫郁不得越，当汗不汗，其人躁烦，不知痛处，乍在腹中，乍在四肢，按之不可得，其人短气但坐，以汗出不彻故也，更发汗则愈。何以知汗出不彻？以脉涩故知也。

49 脉浮数者，法当汗出而愈。若下之，身重心悸者，不可发汗，当自汗出乃解。所以然者，尺中脉微，此里虚，须表里实，津液自和，便自汗出愈。

50 脉浮紧者，法当身疼痛，宜以汗解之。假令尺中迟者，不可发汗，何以知然？以荣气不足，血少故也。

51 脉浮者，病在表，可发汗，宜麻黄汤。方十七。（用前第五方，法用桂枝汤）。

52 脉浮而数者，可发汗，宜麻黄汤。方十八。（用前第五方）。

53 病常自汗出者，此为荣气和，荣气和者，外不谐，以卫气不共荣气谐和故尔。以荣行脉中，卫行脉外。复发其汗，荣卫和则愈。宜桂枝汤。方十九。（用前第十二方。）

54 病人藏无他病，时发热自汗出，而不愈者，此卫气不和也，先其时发汗则愈，宜桂枝汤。方二十。（用前第十二方。）

55 伤寒脉浮紧，不发汗，因致衄者，麻黄汤主之。方二十一。（用前第五方。）

56 伤寒不大便六七日，头痛有热者，与承气汤；其小便清者，知不在里，仍在表也，当须发汗。若头痛者必衄，宜桂枝汤。方二十二。（用前第十二方。）

57 伤寒发汗已解，半日许复烦，脉浮数者，可更发汗，宜桂枝汤。方二十三。（用前第十二方。）

58 凡病若发汗、若吐、若下、若亡血、亡津液，阴阳自和者，必自愈。

59 大下之后，复发汗，小便不利者，亡津液故也。勿治之，得小便利，必自愈。

60 下之后，复发汗，必振寒脉微细。所以然者，以内外俱虚故也。

61 下之后，复发汗，昼日烦躁不得眠，夜而安静，不呕不渴，无表证，脉沉微，身无大热者，干姜附子汤主之。方二十四。

干姜一两　附子一枚（生用，去皮，切八片）

上二味，以水三升，煮取一升，去滓，顿服。

62 发汗后，身疼痛，脉沉迟者，桂枝加芍药生姜各一两人参三两新加汤主之。方二十五。

桂枝二两（去皮）　芍药四两　甘草二两（炙）　人参三两
大枣十二枚（擘）　生姜四两

上六味，以水一斗二升，煮取三升，去滓，温服一升。本云，桂枝汤，今加芍药生姜人参。

63 发汗后，不可更行桂枝汤，汗出而喘，无大热者，可与麻黄杏仁甘草石膏汤。方二十六。

麻黄四两（去节）　杏仁五十个（去皮尖）　甘草二两（炙）　石膏半斤（碎，绵裹）

上四味，以水七升，煮麻黄，减二升，去上沫，纳诸药，煮取二升，去滓，温服一升。本云，黄耳杯。

64 发汗过多，其人叉手自冒心，心下悸欲得按者，桂枝甘草汤主之。方二十七。

桂枝四两（去皮）　甘草二两（炙）

上二味，以水三升，煮取一升，去滓，顿服。

65 发汗后，其人脐下悸者，欲作奔豚，茯苓桂枝甘草大枣汤主之。方二十八。

茯苓半斤　桂枝四两（去皮）　甘草二两（炙）　大枣十五枚（擘）

上四味，以甘澜水一斗，先煮茯苓，减二升，纳诸药，煮取三升，去滓，温服一升，日三服。

作甘澜水法：取水二斗，置大盆内，以勺扬之，水上有珠子五六千颗相逐，取用之。

66 发汗后，腹胀满者，厚朴生姜半夏甘草人参汤主之。方二十九。

厚朴生姜半夏甘草人参汤方

厚朴半斤（炙，去皮）　生姜半斤（切）　半夏半斤（洗）　甘草二两（炙）　人参一两

上五味，以水一斗，煮取三升，去滓，温服一升，日三服。

67 伤寒若吐若下后，心下逆满，气上冲胸，起则头眩，脉沉紧，发汗则动经，身为振振摇者，茯苓桂枝白术甘草汤主之。方三十。

茯苓四两　桂枝三两（去皮）　白术、甘草（炙）各二两

上四味，以水六升，煮取三升，去滓，分温三服。

68　发汗病不解，反恶寒者，虚故也。芍药甘草附子汤主之。方三十一。

芍药　甘草各三两（炙）　附子一枚（炮，去皮，破八片）

上三味，以水五升，煮取一升五合，去滓，分温三服。疑非仲景方。

69　发汗，若下之，病仍不解，烦躁者，茯苓四逆汤主之。方三十二。

茯苓四两　人参一两　附子一枚（生用，去皮，破八片）甘草二两（炙）　干姜一两半

上五味，以水五升，煮取三升，去滓，温服七合，日二服。

70　发汗后恶寒者，虚故也。不恶寒但热者，实也，当和胃气，与调胃承气汤。方三十三。（玉函云，与小承气汤）

芒硝半升　甘草二两（炙）　大黄四两（去皮，清酒洗）

上三味，以水三升，煮取一升，去滓，纳芒硝，更煮两沸，顿服。

71　太阳病，发汗后，大汗出，胃中干，烦躁不得眠，欲得饮水者，少少与饮之，令胃气和则愈。若脉浮，小便不利，微热消渴者，五苓散主之。方三十四

猪苓十八铢（去皮）　泽泻一两六铢　白术十八铢　茯苓十八铢　桂枝半两（去皮）

上五味，捣为散，以白饮和，服方寸匕，日三服。多饮暖水，汗出愈。如法将息。

72　发汗已，脉浮数，烦渴者，五苓散主之。方三十五。（用前第三十四方。）

73　伤寒汗出而渴者，五苓散主之；不渴者，茯苓甘草汤主之。方三十六。

茯苓二两　桂枝二两（去皮）　甘草一两（炙）　生姜三两（切）

上四味，以水四升，煮取二升，去滓，分温三服

74　中风发热，六七日不解而烦，有表里证，渴欲饮水，水入则吐者，名曰水逆，五苓散主之。方三十七。（用前第三十四方。）

75　未持脉时，病人手叉自冒心。师因教试令咳而不咳者，此必两耳聋无闻也。所以然者，以重发汗，虚故如此。发汗后饮水多必喘，以水灌之亦喘。

76　发汗后，水药不得入口为逆。若更发汗，必吐下不止。发汗吐下后，虚烦不得眠，若剧者，必反复颠倒，心中懊憹，栀子豉汤主之；若少气者，栀子甘草豉汤主之；若呕者，栀子生姜豉汤主之。方三十八。

栀子十四个（擘）　香豉四合（绵裹）

上二味，以水四升，先煮栀子，得二升半，纳豉，煮取一升半，去滓，分为二服，温进一服，得吐者止后服。

栀子甘草豉汤方

栀子十四个（擘）　甘草二两（炙）　香豉四合（绵裹）

上三味，以水四升，先煮栀子甘草，取二升半，纳豉，煮取一升半，去滓，分二服，温进一服，得吐者止后服。

栀子生姜豉汤方

栀子十四个（擘）　生姜五两　香豉四合（绵裹）

上三味，以水四升，先煮栀子生姜，取二升半，纳豉，煮取一升半，去滓，分二服，温进一服，得吐者止后服。

77　发汗若下之，而烦热胸中窒者，栀子豉汤主之。方三十九。（用上初方。）

78　伤寒五六日，大下之后，身热不去，心中结痛者，未欲解也，栀子豉汤主之。方四十。（用上初方。）

79 伤寒下后，心烦腹满，卧起不安者，栀子厚朴汤主之。方四十一。

栀子十四个（擘） 厚朴四两（炙，去皮） 枳实四枚（水浸，炙令黄）

上三味，以水三升半，煮取一升半，去滓，分二服，温进一服，得吐者，止后服。

80 伤寒，医以丸药大下之，身热不去，微烦者，栀子干姜汤主之。方四十二。

栀子十四个（擘） 干姜二两

上二味，以水三升半，煮取一升半，去滓，分二服，温进一服，得吐者，止后服。

81 凡用栀子汤，病人旧微溏者，不可与服之。

82 太阳病发汗，汗出不解，其人仍发热，心下悸，头眩身瞤动，振振欲擗地者，真武汤主之。方四十三。

茯苓 芍药 生姜各三两（切） 白术二两 附子一枚（炮，去皮，破八片）

上五味，以水八升，煮取三升，去滓，温服七合，日三服。

83 咽喉干燥者，不可发汗。

84 淋家，不可发汗，发汗必便血。

85 疮家虽身疼痛，不可发汗，汗出则痉。

86 衄家，不可发汗，汗出必额上陷，脉急紧，直视不能胸，不得眠

87 亡血家，不可发汗，发汗则寒慄而振。

88 汗家，重发汗，必恍惚心乱，小便已阴疼，与禹余粮丸。方四十四。

89 病人有寒，复发汗，胃中冷，必吐蛔。

90 本发汗，而复下之，此为逆也；若先发汗，治不为逆。本先下之，而反汗之，为逆；若先下之，治不为逆。

91 伤寒，医下之，续得下利，清谷不止，身疼痛者，急当救里；后身疼痛，清便自调者，急当救表。救里宜四逆汤；救表宜桂枝汤。方四十五。（用前第十二方）。

92 病发热头痛，脉反沉，若不差，身体疼痛，当救其里，四逆汤方。

甘草二两（炙）　干姜一两半　附子一枚（生用，去皮，破八片）

上三味，以水三升，煮取一升二合，去滓，分温再服。强人可大附子一枚，干姜三两。

93 太阳病，先下而不愈，因复发汗，以此表里俱虚，其人因致冒，冒家汗出自愈。所以然者，汗出表和故也。里未和，然后复下之。

94 太阳病未解，脉阴阳俱停，必先振慄汗出而解。但阳脉微者，先汗出而解，但阴脉微者，下之而解。若欲下之，宜调胃承气汤。方四十六。（用前第三十三方。一云，用大柴胡汤）。

95 太阳病，发热汗出者，此为荣弱卫强，故使汗出，欲救邪风者，宜桂枝汤。方四十七。（方用前法。）

96 伤寒五六日中风，往来寒热，胸胁苦满，嘿嘿不欲饮食，心烦喜呕，或胸中烦而不呕，或渴，或腹中痛，或胁下痞硬，或心下悸、小便不利，或不渴、身有微热，或咳者，小柴胡汤主之。方四十八。

柴胡半斤　黄芩三两　人参三两　半夏半升（洗）　甘草（炙）　生姜各三两（切）　大枣十二枚（擘）

上七味，以水一斗二升，煮取六升，去滓，再煎取三升，温服一升，日三服。若胸中烦而不呕者，去半夏人参，加栝楼实一枚；若渴，去半夏，加人参，合前成四两半、栝楼根四两；若腹中痛者，去黄芩，加芍药三两；若胁下痞硬，去大枣，加牡蛎四两；若心下悸，小便不利者，去黄芩，加茯苓四两；若不渴、外有微热者，去人参，加桂枝三两，温覆微汗愈；若咳者，去人参大枣生姜，加五味子半升、干姜二两。

97 血弱气尽，腠理开，邪气因入，与正气相搏，结于胁下。正邪分争，往来寒热，休作有时，嘿嘿不欲饮食。藏府相连，其痛必下，邪高痛下，故使呕也。小柴胡汤主之。服柴胡汤已，渴者属阳明，以法治之。方四十九。（用前方。）

98 得病六七日，脉迟浮弱，恶风寒，手足温。医二三下之，不能食，而胁下满痛，面目及身黄，颈项强，小便难者，与柴胡汤，后必下重。本渴饮水而呕者，柴胡汤不中与也，食谷者哕。

99 伤寒四五日，身热恶风，颈项强，胁下满，手足温而渴者，小柴胡汤主之。方五十。（用前方。）

100 伤寒阳脉涩，阴脉弦，法当腹中急痛，先与小建中汤。不差者，小柴胡汤主之。方五十一。（用前方）

桂枝三两（去皮）　甘草二两（炙）　大枣十二枚（擘）芍药六两　生姜三两（切）　胶饴一升

上六味，以水七升，煮取三升，去滓，纳饴，更上微火消解，温服一升，日三服。呕家不可用建中汤，以甜故也。

101 伤寒中风，有柴胡证，但见一证便是，不必悉具。凡柴胡汤病证而下之，若柴胡证不罢者，复与柴胡汤，必蒸蒸而振，却复发热汗出而解。

102 伤寒二三日，心中悸而烦者，小建中汤主之。方五十二。（用前第五十一方。）

103 太阳病，过经十余日，反二三下之，后四五日，柴胡证仍在者，先与小柴胡。呕不止，心下急，郁郁微烦者，为未解也，与大柴胡汤下之则愈。方五十三。

柴胡半斤　黄芩三两　芍药三两　半夏半升（洗）　生姜五两（切）　枳实四枚（炙）　大枣十二枚（擘）

上七味，以水一斗二升，煮取六升，去滓再煎，温服一升，日三服。一方，加大黄二两。若不加，恐不为大柴胡汤。

104 伤寒十三日不解，胸胁满而呕，日晡所发潮热。已而微利，此本柴胡证，下之以不得利，今反利者，知医以丸药下之，此非其治也。潮热者，实也。先宜服小柴胡汤以解外，后以柴胡加芒硝汤主之。方五十四。

柴胡二两十六铢　黄芩一两　人参一两　甘草一两（炙）生姜一两（切）　半夏二十铢（本云五枚，洗）　大枣四枚（擘）　芒硝二两

上八味，以水四升，煮取二升，去滓，纳芒硝，更煮微沸，分温再服，不解更作。

105 伤寒十三日，过经谵语者，以有热也，当以汤下之。若小便利者，大便当硬，而反下利，脉调和者，知医以丸药下之，非其治也，若自下利者，脉当微厥，今反和者，此为内实也，调胃承气汤主之。方五十五。（用前第三十三方。）

106 太阳病不解，热结膀胱，其人如狂，血自下，下者愈。其外不解者，尚未可攻，当先解其外；外解已，但少腹急结者，乃可攻之，宜桃核承气汤。方五十六。

桃仁五十个（去皮尖）　大黄四两　桂枝二两（去皮）　甘草二两（炙）　芒硝二两

上五味，以水七升，煮取二升半，去滓，纳芒硝，更上火微沸，下火，先食温服五合，日三服。当微利。

107 伤寒八九日，下之胸满烦惊，小便不利，谵语，一身尽重，不可转侧者，柴胡加龙骨牡蛎汤主之。方五十七。

柴胡四两　龙骨　黄芩　生姜（切）　铅丹　人参　桂枝（去皮）　茯苓各一两半　半夏二合半（洗）　大黄二两　牡蛎一两半（熬）　大枣六枚（擘）

上十二味，以水八升，煮取四升，纳大黄，切如棋子，更煮

一两沸，去滓，温服一升。本云，柴胡汤，今加龙骨等。

108 伤寒腹满谵语，寸口脉浮而紧，此肝乘脾也，名曰纵，刺期门。方五十八。

109 伤寒发热，啬啬恶寒，大渴欲饮水，其腹必满，自汗出，小便利，其病欲解，此肝乘肺也，名曰横，刺期门。方五十九。

110 太阳病，二日反躁，凡熨其背，而大汗出，大热入胃，胃中水竭，躁烦必发谵语，十余日振慄自下利者，此为欲解也。故其汗从腰以下不得汗，欲小便不得，反呕欲失溲，足下恶风，大便硬，小便当数，而反不数，及不多；大便已，头卓然而痛，其人足心必热，谷气下流故也。

111 太阳病中风，以火劫发汗，邪风被火热，血气流溢，失其常度，两阳相熏灼，其身发黄。阳盛则欲衄，阴虚小便难。阴阳俱虚竭，身体则枯燥，但头汗出，齐颈而还，腹满微喘，口干咽烂，或不大便。久则谵语，甚者至哕，手足躁扰，捻衣摸床。小便利者，其人可治。

112 伤寒脉浮，医以火迫劫之，亡阳必惊狂，卧起不安者，桂枝去芍药加蜀漆牡蛎龙骨救逆汤主之。方六十。

桂枝三两（去皮）　甘草二两（炙）　生姜三两（切）　大枣十二枚（擘）　牡蛎五两（熬）　蜀漆三两（去腥）　龙骨四两

上七味，以水一斗二升，先煮蜀漆，减二升，纳诸药，煮取三升，去滓，温服一升。本云，桂枝汤，今去芍药，加蜀漆牡蛎龙骨。

113 形作伤寒，其脉不弦紧而弱，弱者必渴，被火必谵语。弱者发热脉浮，解之当汗出愈。

114 太阳病以火熏之，不得汗，其人必躁，到经不解，必清血，名为火邪。

115 脉浮热甚，而反灸之，此为实，实以虚治，因火而动，必咽燥吐血。

116 微数之脉，慎不可灸，因火为邪，则为烦逆，追虚逐实，血散脉中，火气虽微，内攻有力，焦骨伤筋，血难复也。脉浮，宜以汗解，用火灸之，邪无从出，因火而盛，病从腰以下，必重而痹，名火逆也。欲自解者，必当先烦，烦乃有汗而解。何以知之？脉浮故知汗出解。

117 烧针令其汗，针处被寒，核起而赤者，必发奔豚。气从少腹上冲心者，灸其核上各一壮，与桂枝加桂汤，更加桂二两也。方六十一。

桂枝五两（去皮） 芍药三两 生姜三两（切） 甘草二两（炙） 大枣十二枚（擘）

上五味，以水七升，煮取三升，去滓，温服一升。本云，桂枝汤，今加桂满五两。所以加桂者，以能泄奔豚气也。

118 火逆下之，因烧针烦燥者，桂枝甘草龙骨牡蛎汤主之。方六十二。

桂枝一两（去皮） 甘草二两（炙） 牡蛎二两（熬） 龙骨二两

上四味，以水五升，煮取二升半，去滓，温服八合，日三服。

119 太阳伤寒者，加温针必惊也。

120 太阳病，当恶寒发热，今自汗出，反不恶寒发热，关上脉细数者，以医吐之过也。一二日吐之者，腹中饥，口不能食；三四日吐之者，不喜糜粥，欲食冷食，朝食暮吐。以医吐之所致也，此为小逆。

121 太阳病吐之，但太阳病当恶寒，今反不恶寒，不欲近衣，此为吐之内烦也。

122 病人脉数，数为热，当消谷引食，而反吐者，此以发汗，令阳气微，膈气虚，脉乃数也。数为客热，不能消谷，以胃中虚冷，故吐也。

123 太阳病，过经十余日，心下温温欲吐，而胸中痛，大便反溏，腹微满，郁郁微烦。先此时自极吐下者，与调胃承气汤。若不尔者，不可与。但欲呕，胸中痛微溏者，此非柴胡汤证，以呕故知极吐下也。调胃承气汤。方六十三。（用前三十三方。）

124、太阳病，六七日，表证仍在，脉微而沉，反不结胸，其人发狂者，以热在下焦，少腹当硬满，小便自利者，下血乃愈。所以然者，以太阳随经，瘀热在里故也，抵当汤主之。方六十四。

水蛭（熬） 虻虫各三十个（去翅足，熬） 桃仁二十个（去皮尖） 大黄三两（酒洗）

上四味，以水五升，煮取三升，去滓，温服一升。不下更服。

125 太阳病身黄，脉沉结，少腹硬，小便不利者，为无血也。小便自利，其人如狂者，血证谛也，抵当汤主之。方六十五。（用前方）

126 伤寒有热，少腹满，应小便不利，今反利者，为有血也，当下之，不可余药，宜抵当丸。方六十六。

水蛭二十个（熬） 虻虫二十个（去翅足，熬） 桃仁二十五个（去皮尖） 大黄三两

上四味，捣分四丸，以水一升，煮一丸，取七合服之。晬时当下血，若不下者更服。

127 太阳病，小便利者，以饮水多，必心下悸。小便少者，必苦里急也。

辨太阳病脉证并治（下）

128 问曰：病有结胸，有藏结，其状何如？答曰：按之痛，寸脉浮，关脉沉，名曰结胸也。

129 何谓藏结？答曰：如结胸状，饮食如故，时时下利，寸脉浮，关脉小细沉紧，名曰藏结。舌上白苔滑者难治。

130 藏结无阳证，不往来寒热，其人反静，舌上苔滑者不可攻也。

131 病发于阳，而反下之，热入因作结胸；病发于阴，而反下之，因作痞也。所以成结胸者，以下之太早故也。结胸者项亦强，如柔痉状，下之则和，宜大陷胸丸。方一。

大黄半斤　葶苈子半升（熬）　芒硝半升　杏仁半升（去皮尖，熬黑）

上四味，捣筛二味，纳杏仁芒硝，合研如脂，和散。取如弹丸一枚，别捣甘遂末一钱匕，白蜜二合，水二升，煮取一升，温顿服之，一宿乃下，如下不更服，取下为效。禁如药法。

132 结胸证，其脉浮大者，不可下，下之则死。

133 结胸证悉具，烦燥者亦死。

134 太阳病脉浮而动数，浮则为风，数则为热，动则为痛，数则为虚，头痛发热，微盗汗出，而反恶寒者，表未解也。医反下之，动数变迟，膈内拒痛，胃中空虚。客气动膈，短气躁烦，心中懊憹，阳气内陷，心下因硬，则为结胸，大陷胸汤主之。若不结胸，但头汗出，余处无汗，齐颈而还，小便不利，身必发黄。大陷胸汤方二。

大黄六两（去皮）　芒硝一升　甘遂一钱匕

上三味，以水六升，先煮大黄，取二升，去滓，纳芒硝，煮一两沸，纳甘遂末，温服一升，得快利，止后服。

135 伤寒六七日，结胸热实，脉沉而紧，心下痛，按之石硬者，大陷胸汤主之。方三。（用前第二方。）

136 伤寒十余日，热结在里，复往来寒热者，与大柴胡汤；但结胸无大热者，此为水结在胸胁也，但头微汗出者，大陷胸汤主之。方四。

大柴胡汤方

柴胡半斤　枳实四枚（炙）　生姜五两（切）　黄芩三两
芍药三两　半夏半升（洗）　大枣十二枚（擘）

上七味，以水一斗二升，煮取六升，去滓再煎，温服一升，日三服。一方加大黄二两。若不加，恐不名大柴胡汤。

137 太阳病，重发汗而复下之，不大便五六日，舌上燥而渴，日晡所小有潮热，从心下至少腹硬满而痛不可近者，大陷胸汤主之。方五。（用前方第二方。）

138 小结胸病，正在心下，按之则痛，脉浮滑者，小陷胸汤主之。方六

黄连一两　半夏半升（洗）　栝楼实大者一枚

上三味，以水六升，先煮栝楼，取三升，去滓，纳诸药，煮取二升，去滓，分温三服。

139 太阳病，二三日，不能卧，但欲起，心下必结，脉微弱者，此本有寒分也。反下之，若利止，必作结胸；未止者，四日复下之，此作协热利也。

140 太阳病，下之，其脉促，不结胸者，此为欲解也。脉浮者，必结胸。脉紧者，必咽痛。脉弦者，必两胁拘急。脉细数者，头痛未止。脉沉紧者，必欲呕。脉沉滑者，协热利。脉浮滑者，必下血。

141 病在阳，应以汗解之，反以冷水潠之，若灌之，其热被劫不得去，弥更益烦，肉上粟起，意欲饮水，反不渴者，服文蛤散；若不差者，与五苓散。寒实结胸，无热证者，与三物小陷

胸汤，白散亦可服。

文蛤散方

文蛤五两

上一味为散。以沸汤和一方寸匕服，汤用五合。

五苓散方

猪苓十八铢（去黑皮）　白术十八铢　泽泻一两六钱　茯苓十八铢　桂枝半两（去皮）

上五味为散，更于臼中杵之，白饮和方寸匕服之，日三服。多饮暖水。汗出愈。

白散方

桔梗三分　巴豆一分（去皮心，熬黑，研如脂）贝母三分

上三味为散，纳巴豆，更于臼中杵之，以白饮和服，强人半钱匕，羸者减之。病在膈上必吐，在膈下必利。不利，进热粥一杯；利过不止，进冷粥一杯。身热皮粟不解，欲引衣自覆。若以水潠之洗之，益令热劫不得出。当汗而不汗则烦。假令汗出已，腹中痛，与芍药三两如上法。

142　太阳与少阳并病，头项强痛，或眩冒，时如结胸，心下痞硬者，当刺大椎第一间、肺俞肝俞，慎不可发汗，发汗则谵语脉弦。五日谵语不止，当刺期门。方八。

143　妇人中风，发热恶寒，经水适来，得之七八日，热除而脉迟身凉，胸胁下满，如结胸状，谵语者，此为热入血室也，当刺期门，随其实而取之。方九。

144　妇人中风，七八日续得寒热，发作有时，经水适断者，此为热入血室，其血必结，故使如疟状发作有时，小柴胡汤主之。方十。

柴胡半斤　黄芩三两　人参三两　半夏半升（洗）　甘草三两　生姜三两（切）　大枣十二枚（擘）

上七味，以水一斗二升，煮取六升，去滓，再煎取三升，温

服一升，日三服。

145　妇人伤寒，发热，经水适来，昼日明了，暮则谵语，如见鬼状者，此为热入血室，无犯胃气，及上二焦，必自愈。方十一。

146　伤寒六七日，发热微恶寒，支节烦疼，微呕，心下支结，外证未去者，柴胡桂枝汤主之。方十二。

桂枝（去皮）　黄芩一两半　人参一两半　甘草一两（炙）　半夏二合半（洗）　芍药一两半　大枣六枚（擘）　生姜一两半（切）　柴胡四两

上九味，以水七升，煮取三升，去滓，温服一升。本云人参汤，作如桂枝法，加半夏柴胡黄芩，复如柴胡法。今用人参作半剂。

147　伤寒五六日，已发汗而复下之，胸胁满微结，小便不利，渴而不呕，但头汗出，往来寒热，心烦者，此为未解也，柴胡桂枝干姜汤主之。方十三。

柴胡半斤　桂枝三两（去皮）　干姜二两　栝楼根四两　黄芩三两　牡蛎二两（熬）　甘草二两（炙）

上七味，以水一斗二升，煮取六升，去滓，再煎取三升，温服一升，日三服，初服微烦，复服汗出便愈。

148　伤寒五六日，头汗出，微恶寒，手足冷，心下满，口不欲食，大便硬，脉细者，此为阳微结，必有表，复有里也。脉沉亦在里也，汗出为阳微，假令纯阴结，不得复有外证，悉入在里；此为半在里半在外也。脉虽沉紧，不得为少阴病，所以然者，阴不得有汗，今头汗出，故知非少阴也，可与小柴胡汤。设不了了者，得屎而解。方十四。（用前第十方。）

149　伤寒五六日，呕而发热者，柴胡汤证具，而以他药下之，柴胡证仍在者，复与柴胡汤。此虽已下之，不为逆，必蒸蒸而振，却发热汗出而解。若心下满而硬痛者，此为结胸也，大陷胸汤主之。但满而不痛者，此为痞，柴胡不中与之，宜半夏泻心汤。方十五。

半夏半升（洗） 黄芩 干姜 人参 甘草（炙）各三两 黄连一两 大枣十二枚（擘）

上七味，以水一斗，煮取六升，去滓，再煎取三升，温服一升，日三服。须大陷胸汤者，方用前第二法。

150 太阳少阳并病，而反下之，成结胸，心下硬，下利不止，水浆不下，其人心烦。

151 脉浮而紧，而复下之，紧反入里，则作痞，按之自濡，但气痞耳。

152 太阳中风，下利呕逆，表解者，乃可攻之。其人漐漐汗出，发作有时，头痛，心下痞硬满，引胁下痛，干呕短气，汗出不恶寒者，此表解里未和也，十枣汤主之。方十六。

芫花（熬） 甘遂 大戟

上三味，等分，各别捣为散。以水一升半，先煮大枣肥者十枚，取八合，去滓，纳药末。强人服一钱匕，羸人服半钱，温服之，平旦服。若下少病不除者，明日更服，加半钱。得快下利后，糜粥自养。

153 太阳病，医发汗，遂发热恶寒，因复下之，心下痞，表里俱虚，阴阳气并竭，无阳则阴独，复加烧针，因胸烦，面色青黄，肤瞤者，难治；今色微黄，手足温者易愈。

154 心下痞，按之濡，其脉关上浮者，大黄黄连泻心汤主之。方十七。

大黄二两 黄连一两

上二味以麻沸汤二升渍之，须臾绞去滓，分温再服。

155 心下痞，而复恶寒汗出者，附子泻心汤主之。方十八。

大黄二两 黄连一两 黄芩一两 附子一两（炮，去皮，破，别煮取汁）

上四味，切三味，以麻沸汤二升渍之，须臾绞去滓，纳附子汁，分温再服。

156 本以下之，故心下痞，与泻心汤。痞不解，其人渴而口燥烦，小便不利者，五苓散主之。方十九。一方云，忍之一日乃愈。

157 伤寒汗出解之后，胃中不和，心下痞硬，干噫食臭，胁下有水气，腹中雷鸣下利者，生姜泻心汤主之。方二十。

生姜四两（切）　甘草三两（炙）　人参三两　干姜一两
黄芩三两　半夏半升（洗）　黄连一两　大枣十二枚（擘）

上八味，以水一斗，煮取六升，去滓，再煎取三升，温服一升，日三服。附子泻心汤，本云，加附子，半夏泻心汤，甘草泻心汤，同体别名耳。生姜泻心肠，本云理中人参黄芩汤，去桂枝术，加黄连，并泻肝法。

158 伤寒中风，医反下之，其人下利日数十行，谷不化，腹中雷鸣，心下痞硬而满，干呕心烦不得安，医见心下痞，谓病不尽，复下之，其痞益甚，此非结热，但以胃中虚，客气上逆，故使硬也，甘草泻心汤主之。方二十一。

甘草四两（炙）　黄芩三两　干姜三两　半夏半斤（洗）
大枣十二枚（擘）　黄连一两

上六味，以水一斗，煮取六升，去滓，再煎取三升，温服一升，日三服。

159 伤寒服汤药，下利不止，心下痞硬。服泻心汤已，复以他药下之，利不止，医以理中与之，利益甚。理中者，理中焦，此利在下焦，赤石脂禹余粮汤主之。复不止者，当利其小便。赤石脂禹余粮汤方二十二。

赤石脂一斤（碎）　太一禹余粮一斤（碎）
上二味，以水六升，煮取二升，去滓，分温三服。

160 伤寒吐下后，发汗，虚烦，脉甚微，八九日心下痞硬，胁下痛，气上冲咽喉，眩冒，经脉动惕者，久而成痿。

161 伤寒发汗，若吐若下，解后，心下痞硬，噫气不除者，旋复代赭汤主之。方二十三。

旋复花三两　人参二两　生姜五两　代赭一两　甘草三两（炙）　半夏半升（洗）　大枣十二枚（擘）

上七味，以水一斗，煮取六升，去滓，再煎取三升。温服一升，日三服。

162 下后不可更行桂枝汤，若汗出而喘，无大热者，可与麻黄杏子甘草石膏汤。方二十四

麻黄四两　杏仁五十个（去皮尖）　甘草二两（炙）　石膏半斤（碎、绵裹）

上四味，以水七升，先煮麻黄，减二升，去白沫，纳诸药，煮取三升，本云，黄耳杯。

163 太阳病，外证未除，而数下之，遂协热而利，利下不止，心下痞硬，表里不解者，桂枝人参汤主之。方二十五。

桂枝四两（别切）　甘草四两（炙）　白术三两　人参三两　干姜三两

上五味，以水九升，先煮四味，取五升，纳桂，更煮取三升。去滓，温服一升，日再夜一服。

164 伤寒大下后，复发汗，心下痞，恶寒者，表未解也。不可攻痞，当先解表，表解乃可攻痞。解表宜桂枝汤，攻痞宜大黄黄连泻心汤。方二十六。（泻心汤用前第十七方）

165 伤寒发热，汗出不解，心中痞硬，呕吐而下利者，大柴胡汤主之。方二十七。（用前第四方。）

166 病如桂枝证，头不痛，项不强，寸脉微浮，胸中痞硬，气上冲喉咽，不得息者，此为胸有寒也。当吐之，宜瓜蒂散。方二十八。

瓜蒂一分（熬黄）　赤小豆一分

上二味，各别捣筛，为散已，合治之，取一钱匕，以香豉一合，用热汤七合，煮作稀糜，去滓，取汁和散，温顿服之。不吐者，少少加，得快吐乃止。诸亡血虚家，不可与瓜蒂散。

167 病胁下素有痞，连在脐傍，痛引少腹，入阴筋者，此名藏结，死。方二十九。

168 伤寒若吐若下后，七八日不解，热结在里，表里俱热，时时恶风，大渴，舌上干燥而烦，欲饮水数升者，白虎加人参汤主之。方三十。

知母六两　石膏一斤（碎）　甘草二两（炙）　人参二两
粳米六合

上五味，以水一斗，煮米熟，汤成去滓，温服一升，日三服。此方立夏后立秋前，乃可服。立秋后不可服。正月二月三月尚凛冷，亦不可与服之，与之则呕利而腹痛。诸亡血虚家亦不可与，得之则腹痛利者，但可温之，当愈。

169 伤寒无大热，口燥渴，心烦，背微恶寒者，白虎加人参汤主之。方三十一。（用前方）

170 伤寒脉浮，发热无汗，其表不解，不可与白虎汤。渴欲饮水，无表证者，白虎加人参汤主之。方三十二。（用前方）

171 太阳少阳并病，心下硬，颈项强而眩者，当刺大椎肺俞肝俞，慎勿下之。方三十三。

172 太阳与少阳合病，自下利者，与黄芩汤；若呕者，黄芩加半夏生姜汤主之。方三十四。

黄芩汤方
黄芩三两　芍药二两　甘草二两（炙）　大枣十二枚（擘）

上四味，以水一斗，煮取三升，去滓，温服一升，日再夜一服。

黄芩加半夏生姜汤方
黄芩三两　芍药二两　甘草二两（炙）　　大枣十二枚（擘）

半夏半升（洗） 生姜一两半（一方三两，切）

上六味，以水一斗，煮取三升，去滓，温服一升，日再夜一服。

173 伤寒胸中有热，胃中有邪气，腹中痛，欲呕吐者，黄连汤主之。方三十五。

黄连三两 甘草三两（炙） 干姜三两 桂枝三两（去皮） 人参二两 半夏半升（洗） 大枣十二枚（擘）

上七味，以水一斗，煮取六升，去滓，温服，昼三夜二。疑非仲景方。

174 伤寒八九日，风湿相搏，身体疼烦，不能自转侧，不呕，不渴，脉浮虚而涩者，桂枝附子汤主之。若其人大便硬，小便自利者，去桂加白术汤主之。方三十六。

桂枝附子汤方

桂枝四两（去皮） 附子三枚（炮，去皮，破） 生姜三两（切） 大枣十二枚（擘） 甘草二两（炙）

上五味，以水六升，煮取二升，去滓，分温三服。

去桂加白术汤方

附子三枚（炮，去皮，破） 白术四两 生姜三两（切） 甘草二两（炙） 大枣十二枚（擘）

上五味，以水六升，煮取二升，去滓，分温三服。初一服，其人身如痹，半日许复服之，三服都尽，其人如冒状，勿怪，此以附子术，并走皮内，逐水气未得除，故使之耳。法当加桂四两。此本一方二法：以大便硬、小便自利，去桂也；以大便不硬、小便不利，当加桂。附子三枚恐多也。虚弱家及产妇，宜减服之。

175 风湿相搏，骨节疼烦，掣痛不得屈伸，近之则痛剧，汗出短气，小便不利，恶风不欲去衣，或身微肿者，甘草附子汤主之。方三十七。

甘草二两（炙） 附子二枚（炮，去皮，破） 白术二两

桂枝四两（去皮）

上四味，以水六升，煮取三升，去滓，温服一升，日三服。初服得微汗则解，能食汗止复烦者，将服五合，恐一升多者，宜服六七合为始。

176 伤寒脉浮滑，此以表有热，里有寒，白虎汤主之。方三十八。

知母六两　石膏一斤（碎）　甘草二两（炙）　粳米六合

上四味，以水一斗，煮米熟，汤成，去滓，温服一升，日三服。

177 伤寒脉结代，心动悸，炙甘草汤主之。

炙甘草汤方

甘草四两（炙）　生姜三两（切）　人参二两　生地黄一斤
桂枝三两（去皮）　阿胶二两　麦门冬半升（去心）　麻仁半升　大枣三十枚（擘）

上九味，以清酒七升，水八升，先煮八味，取三升，去滓，纳胶烊消尽，温服一升，日三升。一名复脉汤。

178 脉按之来缓，时一止复来者，名曰结。又脉来动而中止，更来小数，中有还者反动，名曰结阴也。脉来动而中止，不能自还，因而复动者，名曰代阴也，得此脉者必难治。

辨阳明病脉证并治

179 问曰：病有太阳阳明，有正阳阳明，有少阳阳明，何谓也？答曰：太阳阳明者，脾约是也；正阳阳明者，胃家实是也；少阳阳明者，发汗、利小便已，胃中燥烦实，大便难是也。

180 阳明之为病，胃家实是也。

181 问曰何缘得阳明病？答曰：太阳病，若发汗，若下，若利小便，此亡津液，胃中干燥，因转属阳明。不更衣，内实，大便难者，此名阳明也。

182 问曰：阳明病外证云何？答曰：身热汗自出，不恶寒反恶热也。

183 问曰：病有得之一日，不发热而恶寒者，何也？答曰：虽得之一日，恶寒将自罢，即汗出而恶热也。

184 问曰：恶寒何故自罢？答曰：阳明居中，主土也，万物所归，无所复传，始虽恶寒，二日自止，此为阳明病也。

185 本太阳，初得病时，发其汗，汗出先不彻，因转属阳明也。伤寒发热，无汗，呕不能食，而反汗出濈濈然者，是转属阳明也。

186 伤寒三日，阳明脉大。

187 伤寒脉浮而缓，手足自温者，是为系在太阴。太阴者，身当发黄，若小便自利者，不能发黄。至七八日大便硬者，为阳明病也。

188 伤寒转系阳明者，其人濈然微汗出也。

189 阳明中风，口苦咽干，腹满微喘，发热恶寒，脉浮而紧，若下之则腹满小便难也。

190 阳明病，若能食，名中风；不能食，名中寒。

191 阳明病，若中寒者，不能食，小便不利，手足濈然汗出，此欲作固瘕，必大便初硬后溏。所以然者，以胃中冷，水谷不别故也。

192 阳明病，初欲食，小便反不利，大便自调，其人骨节疼，翕翕如有热状，奄然发狂，濈然汗出而解者，此水不胜谷气，与汗共并，脉紧则愈。

193 阳明病，欲解时，从申至戌上。

194 阳明病，不能食，攻其热必哕。所以然者，胃中虚冷故也。以其人本虚，攻其热必哕。

195 阳明病，脉迟，食难用饱，饱则微烦头眩，必小便难，此欲作谷瘅。虽下之腹满如故，所以然者，脉迟故也。

196　阳明病，法多汗，反无汗，其身如虫行皮中状者，此以久虚故也。

197　阳明病，反无汗，而小便利，二三日呕而咳，手足厥者，必苦头痛。若不咳不呕，手足不厥者，头不痛。

198　阳明病，但头眩不恶寒，故能食而咳，其人咽必痛。若不咳者，咽不痛。

199　阳明病，无汗，小便不利，心中懊憹者，身必发黄。

200　阳明病，被火，额上微汗出，而小便不利者，必发黄。

201　阳明病，脉浮而紧者，必潮热发作有时。但浮者，必盗汗出。

202　阳明病，口燥但欲漱水，不欲咽者，此必衄。

203　阳明病，本自汗出，医更重发汗，病已差，尚微烦不了了者，此必大便硬故也。以亡津液，胃中干燥，故令大便硬。当问其小便日几行，若本小便日三四行，今日再行，故知大便不久出。今为小便数少，以津液当还入胃中，故知不久必大便也。

204　伤寒呕多，虽有阳明证，不可攻之。

205　阳明病，心下硬满者，不可攻之。攻之利遂不止者死，利止者愈。

206　阳明病，面合色赤，不可攻之，必发热。色黄者，小便不利也。

207　阳明病，不吐不下，心烦者，可与调胃承气汤。方一
甘草二两（炙）　芒硝半斤　大黄四两（清酒洗）

上三味，切，以水三升，煮二物至一升，去滓，纳芒硝，更上微火一二沸，温顿服之，以调胃气。

208　阳明病，脉迟，虽汗出不恶寒者，其身必重，短气，腹满而喘，有潮热者，此外欲解，可攻里也。手足濈然汗出者，此大便已硬也，大承气汤主之；若汗多，微发热恶寒者，外未解也。其热不潮，未可与承气汤；若腹大满不通者，可与小承气

汤，微和胃气，勿令至大泄下。大承气汤方二。

大黄四两（酒洗）　厚朴半斤（炙，去皮）　枳实五枚（炙）　芒硝三合

上四味，以水一斗，先煮二物，取五升，去滓，纳大黄，更煮取二升，去滓，纳芒硝，更上微火一两沸，分温再服，得下，余勿服。

小承气汤方

大黄四两（酒洗）　厚朴二两（炙，去皮）　枳实三枚（大者，炙）

上三味，以水四升，煮取一升二合，去滓，分温二服。初服汤当更衣，不尔者尽饮之，若更衣者，勿服之。

209　阳明病，潮热，大便微硬者，可与大承气汤，不硬者，不可与之。若不大便六七日，恐有燥屎，欲知之法，少与小承气汤，汤入腹中，转失气者，此有燥屎也，乃可攻之。若不转失气者，此但初头硬，后必溏，不可攻之。攻之必胀满不能食也。欲饮水者，与水则哕。其后发热者，必大便复硬而少也，以小承气汤和之。不转失气者，慎不可攻也。小承气汤。方三。（用前第二方）

210　夫实则谵语，虚则郑声。郑声者，重语也。直视谵语，喘满者死，下利者亦死。

211　发汗多，若重发汗者，亡其阳，谵语。脉短者死，脉自和者不死。

212　伤寒若吐若下后不解，不大便五六日，上至十余日，日晡所发潮热，不恶寒，独语如见鬼状。若剧者，发则不识人，循衣摸床，惕而不安，微喘直视，脉弦者生，涩者死。微者，但发热谵语者，大承气汤主之。若一服利，则止后服。方四。（用前第二方。）

213　阳明病，其人多汗，以津液外出，胃中燥，大便必硬，

硬则谵语，小承气汤主之。若一服谵语止者，更莫复服。方五。
（用前第二方。）

214 阳明病，谵语，发潮热，脉滑而疾者，小承气汤主之。因与承气汤一升，腹中转气者，更服一升，若不转气者，勿更与之。明日又不大便，脉反微涩者，里虚也，为难治，不可更与承气汤也。方六。（用前第二方。）

215 阳明病，谵语有潮热，反不能食者，胃中必有燥屎五六枚也；若能食者，但硬耳，宜大承气汤下之。方七。（用前第二方。）

216 阳明病，下血谵语者，此为热入血室，但头汗出者，刺期门，随其实而泻之，濈然汗出则愈。

217 汗出谵语者，以有燥屎在胃中，此为风也。须下者过经乃可下之。下之若早，语言必乱，以表虚里实故也。下之愈，宜大承气汤。方八。（用前第二方，云大柴胡汤。）

218 伤寒四五日，脉沉而喘满，沉为在里，而反发其汗，津液越出，大便为难，表虚里实，久则谵语。

219 三阳合病，腹满身重，难以转侧，口不仁面垢，谵语遗尿。发汗则谵语。下之则额上生汗，手足逆冷。若自汗出者，白虎汤主之。方九。

知母六两　石膏一斤（碎）　甘草二两（炙）　粳米六合

上四味，以水一斗，煮米熟，汤成，去滓，温服一升，日三服。

220 二阳并病，太阳证罢，但发潮热，手足漐漐汗出，大便难而谵语者，下之则愈，宜大承气汤。方十。（用前第二方。）

221 阳明病，脉浮而紧，咽燥口苦，腹满而喘，发热汗出，不恶寒反恶热，身重。若发汗则躁，心愦愦反谵语。若加温针，必怵惕烦躁不得眠。若下之，则胃中空虚，客气动膈，心中懊憹，舌上胎者，栀子豉汤主之。方十一。

肥栀子十四枚（擘）　香豉四合（绵裹）

上二味，以水四升，煮栀子取二升半，去滓，纳豉，更煮取一升半，去滓，分二服，温进一服，得快吐者，止后服。

222　若渴欲饮水，口干舌燥者，白虎加人参汤主之。方十二。

知母六两　石膏一斤（碎）　甘草二两（炙）　粳米六合
人参三两

上五味，以水一斗，煮米熟，汤成去滓，温服一升，日三服。

223　若脉浮发热，渴欲饮水，小便不利者，猪苓汤主之。方十三。

猪苓（去皮）　茯苓　泽泻　阿胶　滑石（碎）各一两。

上五味，以水四升，先煮四味，取二升，去滓，纳阿胶烊消，温服七合，日三服。

224　阳明病，汗出多而渴者，不可与猪苓汤，以汗多胃中燥，猪苓汤复利其小便故也。

225　脉浮而迟，表热里寒，下利清谷者，四逆汤主之。方十四。

甘草二两（炙）　干姜一两半　附子一枚（生用、去皮，破八片）

上三味，以水三升，煮取一升二合，去滓，分温二服，强人可大附子一枚，干姜三两。

226　若胃中虚冷，不能食者，饮水则哕。

227　脉浮发热，口干鼻燥，能食者则衄。

228　阳明病，下之，其外有热，手足温，不结胸，心中懊憹，饥不能食，但头汗出者，栀子豉汤主之。方十五。（用前第十一方。）

229　阳明病，发潮热，大便溏，小便自可，胸胁满不去者，与小柴胡汤。方十六。

柴胡半斤   黄芩三两   人参三两   半夏半升（洗）   甘草三两（炙）   生姜三两（切）   大枣十二枚（擘）

上七味，以水一斗二升，煮取六升，去滓，再煎取三升，温服一升。日三服。

230　阳明病，胁下硬满，不大便，而呕，舌上白胎者，可与小柴胡汤，上焦得通，津液得下，胃气因和，身濈然汗出而解。方十七。（用上方）。

231　阳明中风，脉弦浮大，而短气，腹都满，胁下及心痛，久按之气不通，鼻干不得汗，嗜卧，一身及目悉黄，小便难，有潮热，时时哕，耳前后肿，刺之小差，外不解，病过十日，脉续浮者，与小柴胡汤。方十八。（用上方。）

232　脉但浮，无余证者，与麻黄汤。若不尿，腹满加哕者，不治。麻黄汤。方十九。

麻黄三两（去节）   桂枝二两（去皮）   甘草一两（炙）
杏仁七十个（去皮尖）

上四味，以水九升，煮麻黄减二升，去白沫，纳诸药，煮取二升半，去滓，温服八合，覆取微似汗。

233　阳明病，自汗出，若发汗，小便自利者，此为津液内竭，虽硬不可攻之，当须自欲大便，宜蜜煎导而通之。若土瓜根及大猪胆汁，皆可为导。方二十。

蜜煎方

食蜜七合

上一味，于铜器内，微火煎，当须凝如饴状，搅之勿令焦著，欲可丸，并手捻作挺，令头锐，大如指，长二寸许。当热时急作，冷则硬。以纳谷道中，以手急抱，欲大便时乃去之。疑非仲景意，已试甚良。

又大猪胆一枚，泻汁，和少许法醋，以灌谷道内，如一食顷，当大便出宿食恶物，甚效。

234 阳明病，脉迟，汗出多，微恶寒者，表未解也，可发汗，宜桂枝汤。方二十一。

桂枝三两（去皮）　芍药三两　生姜三两　甘草二两（炙）大枣十二枚（擘）

上五味，以水七升，煮取三升，去滓，温服一升，须臾，啜热稀粥一升，以助药力取汗。

235 阳明病，脉浮，无汗而喘者，发汗则愈，宜麻黄汤。方二十二。（用前第十九方）

236 阳明病，发热汗出者，此为热越，不能发黄也。但头汗出，身无汗，齐颈而还，小便不利，渴引水浆者，此为瘀热在里，身必发黄，茵陈蒿汤主之。方二十三。

茵陈蒿六两　栀子十四枚（擘）　大黄二两（去皮）

上三味，以水一斗二升，先煮茵陈减六升，纳二味，煮取三升，去滓，分三服。小便当利，尿如皂荚汁状，色正赤，一宿腹减，黄从小便去也。

237 阳明证，其人喜忘者，必有蓄血。所以然者，本有久瘀血，故令喜忘。屎虽硬，大便反易，其色必黑者，宜抵当汤下之。方二十四。

水蛭（熬）　虻虫（去翅足，熬）　各三十个　大黄三两（酒洗）　桃仁二十个（去皮尖及两仁者）

上四味，以水五升，煮取三升，去滓，温服一升，不下更服。

238 阳明病，下之，心中懊憹而烦，胃中有燥屎者，可攻。腹微满，初头硬，后必溏，不可攻之。若有燥屎者，宜大承气汤。方二十五。（用前第二方。）

239 病人不大便五六日，绕脐痛，烦躁，发作有时者，此有燥屎，故使不大便也。

240　病人烦热，汗出则解，又如疟状，日晡所发热者，属阳明也。脉实者，宜下之；脉浮虚者，宜发汗。下之与大承气汤，发汗宜桂枝汤。方二十六。（大承气汤用前第二方，桂枝汤用前第二十一方。）

241　大下后，六七日不大便，烦不解，腹满痛者，此有燥屎也。所以然者，本有宿食故也，宜大承气汤。方二十七。（用前第二方。）

242　病人小便不利，大便乍难乍易，时有微热，喘冒不能卧者有燥屎也，宜大承气汤。方二十八。（用前第二方）

243　食谷欲呕，属阳明也，吴茱萸汤主之。得汤反剧者，属上焦也。吴茱萸汤方二十九。

吴茱萸一升（洗）　人参三两　生姜六两（切）　大枣十二枚（擘）

上四味，以水七升，煮取二升，去滓，温服七合，日三服。

244　太阳病，寸缓关浮尺弱，其人发热汗出，复恶寒，不呕，但心下痞者，此以医下之也。如其不下者，病人不恶寒而渴者，此转属阳明也。小便数者，大便必硬，不更衣十日，无所苦也。渴欲饮水，少少与之，但以法救之。渴者，宜五苓散。方三十。

猪苓（去皮）　白术　茯苓各十八铢　泽泻一两六铢　桂枝半两（去皮）

上五味，为散，白饮和，服方寸匕，日一服。

245　脉阳微而汗出少者，为自和也；汗出多者，为太过。阳脉实，因发其汗，出多者，亦为太过。太过者，为阳绝于里，亡津液，大便因硬也。

246　脉浮而芤，浮为阳，芤为阴，浮芤相搏，胃气生热，其阳则绝。

247　趺阳脉浮而涩，浮则胃气强，涩则小便数，浮涩相搏，大便则硬，其脾为约，麻子仁丸主之。方三十一。

麻子仁二升　芍药半斤　枳实半斤（炙）　大黄一斤（去皮）　厚朴一尺（炙，去皮）　杏仁一升（去皮尖，熬，别作脂）

上六味蜜和丸，如梧桐子大，饮服十丸，日三服，渐加，以知为度。

248　太阳病三日，发汗不解，蒸蒸发热者，属胃也，调胃承气汤主之。方三十二。（用前第一方。）

249　伤寒吐后，腹胀满者，与调胃承气汤。方三十三。（用前第一方。）

250　太阳病，若吐若下若发汗后，微烦，小便数，大便因硬者，与小承气汤和之愈。方三十四。（用前第二方。）

251　得病二三日，脉弱，无太阳柴胡证，烦躁心下硬。至四五日，虽能食，以小承气汤，少少与微和之，令小安，至六日，与承气汤一升。若不大便六七日，小便少者，虽不受食，但初头硬，后必溏，未定成硬，攻之必溏；须小便利，屎定硬，乃可攻之，宜大承气汤。方三十五。（用前第二方。）

252　伤寒六七日，目中不了了，睛不和，无表里证，大便难，身微热者，此为实也。急下之，宜大承气汤。方三十六。（用前第二方。）

253　阳明病，发热汗多者，急下之，宜大承气汤。方三十七。（用前第二方，一云，大柴胡汤。）

254　发汗不解，腹满痛者，急下之，宜大承气汤。方三十八。（用前第二方。）

255　腹满不减，减不足言，当下之，宜大承气汤。方三十九。（用前第二方。）

256　阳明少阳合病，必下利，其脉不负者，为顺也。负者，失也，互相克贼，名为负。脉滑而数者，有宿食也，当下之，宜大承气汤。方四十。(用前第二方。)

257 病人无表里证,发热七八日,虽脉浮数者,可下之。假令已下,脉数不解,合热则消谷喜饥,至六七日,不大便者,有瘀血,宜抵当汤。方四十一。(用前第二十四方。)

258 若脉数不解,而下不止,必协热便脓血也。

259 伤寒发汗已,身目为黄,所以然者,以寒湿在里不解故也。以为不可下也,于寒湿中求之。

260 伤寒七八日,身黄如橘子色,小便不利,腹微满者,茵陈蒿汤主之。方四十二。(用前第二十三方。)

261 伤寒身黄发热,栀子柏皮汤主之。方四十三。

肥栀子十五个(擘)　甘草一两(炙)　黄柏二两

上三味,以水四升,煮取一升半,去滓,分温再服。

262 伤寒瘀热在里,身必黄,麻黄连轺赤小豆汤主之。方四十四。

麻黄二两(去节)　连轺二两(连翘根是)　杏仁四十个(去皮尖)　赤小豆一升　大枣十二枚(擘)　生梓白皮一升(切)　生姜二两(切)　甘草二两(炙)

上八味,以潦水一斗,先煮麻黄再沸,去上沫,纳诸药,煮取三升,去滓,分温三服,半日服尽。

辨少阳病脉证并治

263 少阳之为病,口苦咽干目眩也。

264 少阳中风,两耳无所闻,目赤,胸中满而烦者,不可吐下,吐下则悸而惊。

265 伤寒,脉弦细,头痛发热者,属少阳。少阳不可发汗,发汗则谵语,此属胃。胃和则愈,胃不和,烦而悸。

266 本太阳病不解,转入少阳者,胁下硬满,干呕不能食,

往来寒热，尚未吐下脉沉紧者，与小柴胡汤。方一

柴胡八两　人参三两　黄芩三两　甘草三两（炙）　半夏半升（洗）　生姜三两（切）　大枣十二枚（擘）

上七味，以水一斗二升，煮取六升，去滓，再煎取三升，温服一升，日三服。

267　若已吐下发汗温针，谵语，柴胡证罢，此为坏病，知犯何逆，以法治之。

268　三阳合病，脉浮大，上关上，但欲眠睡，目合则汗。

269　伤寒六七日，无大热，其人躁烦者，此为阳去入阴故也。

270　伤寒三日，三阳为尽，三阴当受邪，其人反能食而不呕，此为三阴不受邪也。

271　伤寒三日，少阳脉小者，欲已也。

272　少阳病，欲解时，从寅至辰上。

辨太阴病脉证并治

273　太阴之为病，腹满而吐，食不下，自利益甚，时腹自痛。若下之，必胸下结硬。

274　太阴中风，四肢烦疼，阳微阴涩而长者，为欲愈。

275　太阴病，欲解时，从亥至丑上。

276　太阴病，脉浮者，可发汗，宜桂枝汤。方一

桂枝三两（去皮）　芍药三两　甘草二两（炙）　生姜三两（切）　大枣十二枚（擘）

上五味，以水七升，煮取三升，去滓，温服一升，须臾啜热稀粥一升，以助药力，温覆取汗。

277　自利不渴者，属太阴，以其藏有寒故也，当温之，宜服四逆辈。方二。

278 伤寒脉浮而缓，手足自温者，系在太阴；太阴当发身黄；若小便自利者，不能发黄；至七八日，虽暴烦下利日十余行，必自止，以脾家实，腐秽当去故也。

279 本太阳病，医反下之，因尔腹满时痛者，属太阴也，桂枝加芍药汤主之；大实痛者，桂枝加大黄汤主之。方三。

桂枝加芍药汤方

桂枝三两（去皮） 芍药六两 甘草二两（炙） 大枣十二枚（擘） 生姜三两（切）

上五味，以水七升，煮取三升，去滓，温分三服。本云桂枝汤，今加芍药。

桂枝加大黄汤方

桂枝三两（去皮） 大黄二两 芍药六两 生姜三两（切） 甘草二两（炙） 大枣十二枚（擘）

上六味，以水七升，煮取三升，去滓，温服一升，日三服。

280 太阴为病，脉弱，其人续自便利，设当行大黄芍药者，宜减之，以其人胃气弱易动故也。

辨少阴病脉证并治

281 少阴之为病，脉微细，但欲寐也。

282 少阴病，欲吐不吐，心烦但欲寐，五六日自利而渴者，属少阴也，虚故引水自救，若小便色白者，少阴病形悉具，小便白者，以下焦虚有寒，不能制水，故令色白也。

283 病人脉阴阳俱紧，反汗出者，亡阳也，此属少阴，法当咽痛而复吐利。

284 少阴病，咳而下利谵语者，被火气劫故也，小便必难，以强责少阴汗也。

285 少阴病，脉细沉数，病为在里，不可发汗。

286 少阴病，脉微，不可发汗，亡阳故也；阳已虚，尺脉弱涩者，复不可下之。

287 少阴病，脉紧，至七八日，自下利，脉暴微，手足反温，脉紧反去者，为欲解也，虽烦下利，必自愈。

288 少阴病，下利，若利自止，恶寒而踡卧，手足温者，可治。

289 少阴病恶寒而踡，时自烦，欲去衣被者，可治。

290 少阴中风，脉阳微阴浮者，为欲愈。

291 少阴病欲解时，从子至寅上。

292 少阴病，吐利，手足不逆冷，反发热者，不死。脉不至者，灸少阴七壮。

293 少阴病，八九日，一身手足尽热者，以热在膀胱，必便血也。

294 少阴病，但厥无汗，而强发之，必动其血，未知从何道出，或从口鼻，或从目出者，是名下厥上竭，为难治。

295 少阴病，恶寒身踡而利，手足逆冷者，不治。

296 少阴病，吐利躁烦，四逆者，死。

297 少阴病，下利止，而头眩，时时自冒者，死。

298 少阴病，四逆恶寒而身踡，脉不至，不烦而躁者，死。

299 少阴病，六七日，息高者，死。

300 少阴病，脉微细沉，但欲卧，汗出不烦，自欲吐，至五六日，自利，复烦躁不得卧寐者，死。

301 少阴病，始得之，反发热，脉沉者，麻黄细辛附子汤主之。方一。

麻黄二两（去节）　细辛二两　附子一枚（炮，去皮，破八片）

上三味，以水一斗，先煮麻黄，减二升，去上沫，纳诸药，煮取三升，去滓，温服一升，日三服。

302 少阴病,得之二三日,麻黄附子甘草汤,微发汗、以二三日无里证,故微发汗也。方二。

麻黄二两(去节) 甘草二两(炙) 附子一枚(炮,去皮,破八片)

上三味,以水七升,先煮麻黄一两沸,去上沫,纳诸药,煮取三升,去滓,温服一升,日三服。

303 少阴病,得之二三日以上,心中烦,不得卧,黄连阿胶汤主之。方三。

黄连四两 黄芩二两 芍药二两 鸡子黄二枚 阿胶三两(一云三挺)

上五味,以水六升,先煮三物,取二升,去滓,纳胶烊尽,小冷,纳鸡子黄,搅令相得,温服七合,日三服。

304 少阴病得之一二日,口中和,其背恶寒者,当炙之,附子汤主之。方四。

附子二枚(炮,去皮,破八片) 茯苓三两 人参二两 白术四两 芍药三两

上五味,以水八升,煮取三升,去滓,温服一升,日三服。

305 少阴病,身体痛,手足寒,骨节痛,脉沉者,附子汤主之。方五。(用前第四方。)

306 少阴病,下利便脓血者,桃花汤主之。方六。

赤石脂一斤(一半全用,一半筛末) 干姜一两 粳米一升

上三味,以水七升,煮米令熟,去滓,温服七合,内赤石脂末方寸匕,日三服,若一服愈,余勿服。

307 少阴病,二三日至四五日,腹痛,小便不利,下利不止,便脓血者,桃花汤主之。方七。(用前第六方。)

308 少阴病,下利便脓血者,可刺。

309 少阴病,吐利,手足逆冷,烦躁欲死者,吴茱萸汤主之。方八。

吴茱萸一升　人参二两　生姜六两（切）　大枣十二枚（擘）

上四味，以水七升，煮取二升，去滓，温服七合，日三服。

310　少阴病，下利咽痛，胸满心烦，猪肤汤主之。方九。

猪肤一斤

上一味，以水一斗，煮取五升，去滓，加白蜜一升，白粉五合，熬香，和令相得，温分六服。

311　少阴病，二三日咽痛者，可与甘草汤，不差，与桔梗汤。方十。

甘草汤方

甘草二两

上一味，以水三升，煮取一升半，去滓，温服七合，日二服。

桔梗汤方

桔梗一两　甘草二两

上二味，以水三升，煮取一升，去滓，温分再服。

312　少阴病，咽中伤生疮，不能语言，声不出者，苦酒汤主之。方十一。

半夏十四枚（洗，破如枣核）　鸡子一枚（去黄，纳上苦酒，着鸡子壳中）

上二味，纳半夏，著苦酒中，以鸡子壳置刀环中，安火上，令三沸，去滓，少少含咽之，不差，更作三剂。

313　少阴病，咽中痛，半夏散及汤主之。方十二。

半夏（洗）　桂枝（去皮）　甘草（炙）

上三味，等分。各别捣筛已，合治之。白饮和，服方寸匕，日三服。若不能服散者，以水一升，煎七沸，纳散两方寸匕，更煮三沸，下火令小冷，少少咽之。半夏有毒，不当散服。

314　少阴病，下利，白通汤主之。方十三。

　　葱白四茎　干姜一两　附子一枚（生，去皮，破八片）

　　上三味，以水三升，煮取一升，去滓，分温再服。

　　315　少阴病，下利脉微者，与白通汤。利不止，厥逆无脉，干呕烦者，白通加猪胆汁汤主之。服汤脉暴出者死，微续者生。白通加猪胆汁汤方十四。（白通汤用上方。）

　　葱白四茎　干姜一两　附子一枚（生，去皮，破八片）　人尿五合　猪胆汁一合

　　上三味，以水三升，煮取一升，去滓，纳胆汁人尿，和令相得，分温再服。若无胆，亦可用。

　　316　少阴病，二三日不已，至四五日，腹痛，小便不利，四肢沉重疼痛，自下利者，此为有水气。其人或咳，或小便利，或下利，或呕者，真武汤主之。方十五。

　　茯苓三两　芍药三两　白术二两　生姜三两（切）　附子一枚（炮，去皮，破八片）

　　上五味，以水八升，煮取三升，去滓，温服七合，日三服。若咳者，加五味子半升，细辛一两，干姜一两；若小便利者，去茯苓；若下利者，去芍药，加干姜二两；若呕者，去附子加生姜，足前为半斤。

　　317　少阴病，下利清谷，里寒外热，手足厥逆，脉微欲绝，身反不恶寒，其人面色赤，或腹痛，或干呕，或咽痛，或利止脉不出者，通脉四逆汤主之。方十六。

　　甘草二两（炙）　附子大者一枚（生用，去皮，破八片）干姜三两（强人可四两）

　　上三味，以水三升，煮取一升二合，去滓，分温再服，其脉即出者愈。面色赤者，加葱九茎；腹中痛者，去葱，加芍药二两，呕者，加生姜二两；咽痛者，去芍药，加桔梗一两；利止脉不出者，去桔梗，加人参二两。病皆与方相应者，乃服之。

　　318　少阴病，四逆，其人或咳，或悸，或小便不利，或腹

中痛，或泄利下重者，四逆散主之。方十七。

甘草（炙）　枳实（破，水渍，炙干）　柴胡　芍药

上四味，各十分，捣筛，白饮和，服方寸匕，日三服。咳者，加五味子干姜各五分，并主下利；悸者，加桂枝五分；小便不利者，加茯苓五分；腹中痛者，加附子一枚，炮令坼；泄利下重者，先以水五升，煮薤白三升，煮取三升，去滓，以散三方寸匕，纳汤中，煮取一升半，分温再服。

319　少阴病，下利六七日，咳而呕渴，心烦不得眠者，猪苓汤主之。方十八。

猪苓（去皮）　茯苓　阿胶　泽泻　滑石各一两

上五味，以水四升，先煮四物，取二升，去滓，纳阿胶烊尽，温服七合，日三服。

320　少阴病，得之二三日，口燥咽干者，急下之，宜大承气汤。方十九。

枳实五枚（炙）　厚朴半斤（去皮，炙）　大黄四两（酒洗）　芒硝三合

上四味，以水一斗，先煮二味，取五升，去滓，纳大黄，更煮取二升，去滓，纳芒硝，更上火，令一两沸，分温再服。一服得利，止后服。

321　少阴病，自利清水，色纯青，心下必痛，口干燥者，可下之，宜大承气汤。方二十。　（用前第十九方。一法用大柴胡。）

322　少阴病，六七日，腹胀不大便者，急下之，宜大承气汤。方二十一。（用前第十九方。）

323　少阴病，脉沉者，急温之，宜四逆汤。方二十二。

甘草二两（炙）　干姜一两半　附子一枚（生用，去皮，破八片）

上三味，以水三升，煮取一升二合，去滓，分温再服。强人

可大附子一枚，干姜三两。

324 少阴病，饮食入口则吐，心中温温欲吐，复不能吐。始得之，手足寒，脉弦迟者，此胸中实，不可下也，当吐之。若膈上有寒饮，干呕者，不可吐也，当温之，宜四逆汤。方二十三。（方依上法。）

325 少阴病，下利，脉微涩，呕而汗出，必数更衣，反少者，当温其上，炙之。

辨厥阴病脉证并治

326 厥阴之为病，消渴，气上撞心，心中疼热，饥而不欲食，食则吐蛔，下之利不止。

327 厥阴中风，脉微浮为欲愈，不浮为未愈。

328 厥阴病欲解时，从丑至卯上。

329 厥阴病，渴欲饮水者，少少与之愈。

330 诸四逆厥者，不可下之，虚家亦然。

331 伤寒先厥，后发热而利者，必自止，见厥复利。

332 伤寒始发热六日，厥反九日而利。凡厥利者，当不能食，今反能食者，恐为除中。食以索饼，不发热者，知胃气尚在，必愈。恐暴热来出而复去也。后日脉之，其热续在者，期之旦日夜半愈。所以然者，本发热六日，厥反九日，复发热三日，并前六日，亦为九日，与厥相应，故期之旦日夜半愈。后三日脉之，而脉数，其热不罢者，此为热气有余，必发痈脓也。

333 伤寒脉迟六七日，而反与黄芩汤彻其热。脉迟为寒，今与黄芩汤，复除其热，腹中应冷，当不能食，今反能食，此名除中，必死。

334 伤寒先厥后发热，下利必自止，而反汗出，咽中痛者，其喉为痹。发热无汗，而利必自止；若不止，必便脓血，便脓血者，其喉不痹。

335 伤寒一二日至四五日厥者，必发热。前热者后必厥，厥深者热亦深，厥微者热亦微。厥应下之，而反发汗者，必口伤烂赤。

336 伤寒病，厥五日，热亦五日。设六日当复厥，不厥者自愈。厥终不过五日，以热五日，故知自愈。

337 凡厥者，阴阳气不相顺接，便为厥。厥者，手足逆冷者是也。

338 伤寒脉微而厥，至七八日肤冷，其人躁无暂安时者，此为藏厥，非蛔厥也。蛔厥者，其人当吐蛔。令病者静，而复时烦者，此为藏寒，蛔上入其膈，故烦，须臾复止，得食而呕，又烦者，蛔闻食臭出，其人常自吐蛔。蛔厥者，乌梅丸主之。又主久利。方一。

乌梅三百枚　细辛六两　干姜十两　黄连十六两　当归四两
附子六两（炮，去皮）　蜀椒四两（出汗）　桂枝六两（去皮）　人参六两　黄柏六两

上十味，异捣筛，合治之，以苦酒渍乌梅一宿，去核，蒸之五斗米下，饭熟捣成泥，合药令相得，纳臼中，与蜜杵二千下，丸如梧桐子大，先食饮服十丸，日三服，稍加至二十丸。禁生冷滑物臭食等。

339 伤寒热少微厥，指头寒，嘿嘿不欲食，烦躁，数日小便利，色白者，此热除也，欲得食，其病为愈。若厥而呕，胸胁烦满者，其后必便血。

340 病者手足厥冷，言我不结胸，小腹满，按之痛者，此冷结在膀胱关元也。

341 伤寒发热四日，厥反三日，复热四日，厥少热多者，其病当愈。四日至七日，热不除者，必便脓血。

342 伤寒厥四日，热反三日，复厥五日，其病为进。寒多

热少，阳气退，故为进也。

343　伤寒六七日，脉微，手足厥冷，烦燥，灸厥阴，厥不还者，死。

344　伤寒发热，下利厥逆，躁不得卧者，死。

345　伤寒发热，下利至甚，厥不止者，死。

346　伤寒六七日，不利，便发热而利，其人汗出不止者，死。有阴无阳故也。

347　伤寒五六日，不结胸，腹濡，脉虚复厥者，不可下，此亡血，下之，死。

348　发热而厥，七日下利者，为难治。

349　伤寒脉促，手足厥逆可灸之。

350　伤寒脉滑而厥者，里有热，白虎汤主之。方二。

知母六两　石膏一斤（碎，绵裹）　甘草二两（炙）　粳米六合

上四味，以水一斗，煮米熟，汤成去滓，温服一升，日三服。

351　手足厥寒，脉细欲绝者，当归四逆汤主之。方三。

当归三两　桂枝三两（去皮）　芍药三两　细辛三两　甘草二两（炙）　通草二两　大枣二十五枚（擘，一法，十二枚）

上七味，以水八升，煮取三升，去滓，温服一升，日三服。

352　若其人内有久寒者，宜当归四逆加吴茱萸生姜汤。方四。

当归三两　芍药三两　甘草二两（炙）　通草二两　桂枝三两（去皮）　细辛三两　生姜半斤（切）　吴茱萸二升　大枣二十五枚（擘）

上九味，以水六升，清酒六升和，煮取五升，去滓，温分五服。（一方，水酒各四升）

353　大汗出，热不去，内拘急，四肢疼，又下利厥逆而恶寒者，四逆汤主之。方五。

甘草二两（炙）　干姜一两半　附子一枚（生用，去皮，破八片）

上三味，以水三升，煮取一升二合，去滓，分温再服。若强人可用大附子一枚，干姜三两。

354　大汗若大下利而厥冷者，四逆汤主之。方六。（用前第五方。）

355　病人手足厥冷，脉乍紧者，邪结在胸中，心下满而烦，饥不能食者，病在胸中，当须吐之，宜瓜蒂散。方七。

瓜蒂　赤小豆

上二味，各等分，异捣筛，合纳曰中，更治之。别以香豉一合，用热汤七合，煮作稀糜，去滓，取汁和散一钱匕，温顿服之，不吐者，少少加，得快吐乃止。诸亡血虚家，不可与瓜蒂散。

356　伤寒厥而心下悸，宜先治水，当服茯苓甘草汤，却治其厥。不尔，水渍入胃，必作利也。茯苓甘草汤方八。

茯苓二两　甘草一两（炙）　生姜三两（切）　桂枝二两（去皮）

上四味，以水四升，煮取二升，去滓，分温三服。

357　伤寒六七日，大下后，寸脉沉而迟，手足厥逆，下部脉不至，喉咽不利，唾脓血，泄利不止者，为难治，麻黄升麻汤主之。方九。

麻黄二两半（去节）　升麻一两一分　当归一两一分　知母十八铢　黄芩十八株　萎蕤十八铢（一作菖蒲）　芍药六铢　天门冬六铢（去心）　桂枝六铢（去皮）　茯苓六铢　甘草六铢（炙）　石膏六铢（碎，绵裹）　白术六铢　干姜六铢

上十四味，以水一斗，先煮麻黄一两沸，去上沫，纳诸药，煮取三升，去滓，分温三服，相去如炊三斗米顷，令尽，汗出愈。

358 伤寒四五日，腹中痛，若转气下趣少腹者，此欲自利也。

359 伤寒本自寒下，医复吐下之，寒格更逆吐下，若食入口即吐，干姜黄芩黄连人参汤主之。方十。

干姜　黄芩　黄连　人参各三两

上四味，以水六升，煮取二升，去滓，分温再服。

360 下利有微热而渴，脉弱者，今自愈。

361 下利脉数，有微热汗出，今自愈，设复紧，为未解。

362 下利手足厥冷，无脉者，灸之，不温，若脉不还，反微喘者，死。少阴负趺阳者，为顺也。

363 下利，寸脉反浮数，尺中自涩者，必清脓血。

364 下利清谷，不可攻表，汗出必胀满。

365 下利脉沉弦者，下重也；脉大者，为未止；脉微弱数者，为欲自止，虽发热不死。

366 下利，脉沉而迟，其人面少赤，身有微热，下利清谷者，必郁冒汗出而解，病人必微厥。所以然者，其面戴阳，下虚故也。

367 下利，脉数而渴者，今自愈。设不差，必清脓血，以有热故也。

368 下利后脉绝，手足厥冷，晬时脉还，手足温者生，脉不还者死。

369 伤寒下利，日十余行，脉反实者死。

370 下利清谷，里寒外热，汗出而厥者，通脉四逆汤主之。方十一。

甘草二两（炙）　附子大者一枚（生，去皮，破八片）　干姜三两（强人可四两）

上三味，以水三升，煮取一升二合，去滓，分温再服。其脉即出者愈。

371 热利下重者，白头翁汤主之。方十二。

白头翁二两　黄柏三两　黄连三两　秦皮三两

上四味，以水七升，煮取二升，去滓，温服一升，不愈，更服一升。

372 下利腹胀满，身体疼痛者，先温其里，乃攻其表。温里宜四逆汤，攻表宜桂枝汤。方十三。（四逆汤用前第五方）

桂枝汤方

桂枝三两（去皮）　芍药三两　甘草二两（炙）　生姜三两（切）　大枣十二枚（擘）

上五味，以水七升，煮取三升，去滓，温服一升，须臾啜热稀粥一升，以助药力。

373 下利欲饮水者，以有热故也，白头翁汤主之。方十四。（用前第十二方。）

374 下利谵语者，有燥屎也，宜小承气汤。方十五。

大黄四两（酒洗）　枳实三枚（炙）　厚朴二两（去皮，炙）

上三味，以水四升，煮取一升二合，去滓，分二服。初一服谵语止，若更衣者，停后服。不尔，尽服之。

375 下利后更烦，按之心下濡者，为虚烦也，宜栀子豉汤。方十六。

肥栀子十四个（擘）　香豉四合（绵裹）

上二味，以水四升，先煮栀子，取二升半，纳豉，更煮取一升半，去滓，分再服，一服得吐，止后服。

376 呕家有痈脓者，不可治呕，脓尽自愈。

377 呕而脉弱，大便复利，身有微热，见厥者难治，四逆汤主之。方十七。（用前第五方。）

378 干呕吐涎沫，头痛者，吴茱萸汤主之。方十八。

吴茱萸一升（汤洗七遍）　人参三两　大枣十二枚（擘）

生姜六两（切）

上四味，以水七升，煮取二升，去滓，温服七合，日三服。

379 呕而发热者，小柴胡汤主之。方十九。

柴胡八两　黄芩三两　人参三两　甘草三两（炙）　生姜三两（切）　半夏半升（洗）　大枣十二枚（擘）

上七味，以水一斗二升，煮取六升，去滓，更煎取三升，温服一升，日三服。

380 伤寒大吐大下之，极虚，复极汗者，其人外气怫郁，复与之水，以发其汗，因得哕，所以然者，胃中寒冷故也。

381 伤寒哕而腹满，视其前后，知何部不利，利之即愈。

辨霍乱病脉证并治

382 问曰：病有霍乱者何？答曰：呕吐而利，此名霍乱。

383 问曰：病发热头痛，身疼恶寒，吐利者，此属何病？答曰：此名霍乱。霍乱自吐下，又利止，复更发热也。

384 伤寒，其脉微涩者，本是霍乱，今是伤寒，却四五日，至阴经上，转入阴必利，本呕下利者，不可治也。欲似大便，而反矢气，仍不利者，此属阳明也，便必硬，十三日愈，所以然者，经尽故也。下利后当便硬，硬则能食者愈，今反不能食，到后经中，颇能食，复过一经能食，过之一日当愈，不愈者，不属阳明也。

385 恶寒脉微而复利，利止，亡血也，四逆加人参汤主之。方一。

甘草二两（炙）　附子一枚（生，去皮，破八片）　干姜一两半　人参一两

上四味，以水三升，煮取一升二合，去滓，分温再服。

386 霍乱，头痛发热，身疼痛，热多欲饮水者，五苓散主

之；寒多不用水者，理中丸主之。方二。

五苓散方

猪苓（去皮）　白术　茯苓各十八铢　桂枝半两（去皮）
泽泻一两六铢

上五味，为散，更治之，白饮和，服方寸匕，日三服，多饮
暖水，汗出愈。

理中丸方

人参　干姜　甘草（炙）　白术各三两

上四味，捣筛，蜜和为丸，如鸡子黄许大。以沸汤数合，和
一丸，研碎，温服之，日三四、夜二服。腹中未热，益至三四
丸，然不及汤。汤法，以四物依两数切，用水八升，煮取一升，
去滓，温服一升，日三服。若脐上筑者，肾气动也，去术，加桂
四两；吐多者，去术加生姜三两；下多者还用术；悸者，加茯苓
二两；渴欲得水者，加术，足前成四两半；腹中痛者，加人参，
足前成四两半；寒者，加干姜，足前成四两半；腹满者，去术，
加附子一枚。服汤后，如食顷，饮热粥一升许，微自温，勿发揭
衣被。

387　吐利止，而身痛不休者，当消息和解其外，宜桂枝汤
小和之。方三。

桂枝三两（去皮）　芍药三两　生姜三两　甘草二两（炙）
大枣十二枚（擘）

上五味，以水七升，煮取三升，去滓，温服一升。

388　吐利汗出，发热恶寒，四肢拘急，手足厥冷者，四逆
汤主之。方四。

甘草二两（炙）　干姜一两半　附子一枚（生，去皮，破八片）

上三味，以水三升，煮取一升二合，去滓，分温再服。强人
可大附子一枚，干姜三两。

389　既吐且利，小便复利，而大汗出，下利清谷，内寒外

热，脉微欲绝者，四逆汤主之。方五。（用前第四方。）

390 吐已下断，汗出而厥，四肢拘急不解，脉微欲绝者，通脉四逆加猪胆汤主之。方六。

甘草二两（炙）　　干姜三两（强人可四两）　　附子大者一枚（生，去皮，破八片）　　猪胆汁半合

上四味，以水三升，煮取一升二合，去滓，纳猪胆汁，分温再服，其脉即来。无猪胆，以羊胆代之。

391 吐利发汗，脉平，小烦者，以新虚不胜谷气故也。

辨阴阳易差后劳复病脉证并治

392 伤寒阴阳易之为病，其人身体重，少气，少腹里急，或引阴中拘挛，热上冲胸，头重不欲举，眼中生花，膝胫拘急者，烧裈散主之。方一。

妇人中裈，近隐处，取烧作灰

上一味，水服方寸匕，日三服，小便即利，阴头微肿，此为愈矣。妇人病取男子裈烧服。

393 大病差后劳复者，枳实栀子豉汤主之。方二。

枳实三枚（炙）　　栀子十四个（擘）　　豉一升（绵裹）

上三味，以清浆水七升，空煮取四升，纳枳实栀子，煮取二升，下豉，更煮五六沸，去滓，温分再服，覆令微似汗。若有宿食者，纳大黄如博棋子五六枚，服之愈。

394 伤寒差以后，更发热，小柴胡汤主之。脉浮者，以汗解之；脉沉实者，以下解之。方三。

柴胡八两　　人参二两　　黄芩二两　　甘草二两（炙）　　生姜二两　　半夏半斤（洗）　　大枣十二枚（擘）

上七味，以水一斗二升，煮取六升，去滓，两煎取三升，温服一升，日三服。

395 大病差后，从腰以下有水气者，牡蛎泽泻散主之。方四。

牡蛎（熬）　泽泻　蜀漆（暖水洗，去腥）　葶苈子（熬）　商陆根（熬）　海藻（洗，去咸）　栝蒌根各等分

上七味，异捣，下筛为散，更于臼中治之。白饮和，服方寸匕，日三服。小便利，止后服。

396 大病差后，喜唾，久不了了，胸上有寒，当以丸药温之，宜理中丸。方五。

人参　白术　甘草（炙）　干姜各三两

上四味，捣筛，蜜和为丸，如鸡子黄许大，以沸汤数合，和一丸，研碎，温服之，日三服。

397 伤寒解后，虚羸少气，气逆欲吐，竹叶石膏汤主之。

竹叶二把　石膏一斤　半夏半升（洗）　麦门冬一升（去心）　人参二两　甘草二两（炙）　粳米半升

上七味，以水一斗，煮取六升，去滓，纳粳米，煮米熟，汤成去米，温服一升，日三服。

398 病人脉已解，而日暮微烦，以病新差，人强与谷，脾胃气尚弱，不能消谷，故令微烦，损谷则愈。

后 记

在《伤寒论阴阳图说》撂笔之际，笔者颇感欣慰，因为笔者勾画了一个符合或接近仲景原意理论体系的框架，从理论推导，到与渊源比较，及对其具体内容和医疗实践验证，自以为尚能自圆其说。

然而，掩卷扪心，又不禁思绪层起。

本书以古代文化为基础，而不是以现代化科技探求《伤寒论》理论体系，难免有厚古薄今之嫌。

笔者在此重申：

这并非在呼喊钻木取火要比电气化先进。

这不过是要使《伤寒论》返璞归真所做的努力。

笔者以为只有在此基础上才能更好认识张仲景和他的《伤寒论》。

也只有在此基础上才能更好地继承、发扬、改进《伤寒论》。

这是使传统医学的《伤寒论》走向现代化的必经之路。

本书运用易理和阴阳五行合流思想，建立了一个宇宙万物运动的模式，使中医学的阴阳五行学说成为一个动态的立体学说，这对现代一般的阴阳五行概念的某些方面，尤其是视五行学说为封闭式机械循环模式的看法，必将有所震撼。

对此，会有人持不同意见，或认为是标新立异之举，或认为是谬误之论，无稽之谈。

但是，笔者本着弘扬祖国传统医学理论，造福人民大众的初衷，愿以此作为打开《伤寒论》理论大门的敲门砖，引出一些高论和金玉良言。

更希望对此说予以讨论和斧正。

笔者相信：

一切热爱祖国医学，期望中医理论自身有所发展的同道，能够同舟共济，荣辱与共，相互砥砺，为中医事业的昌盛和学术上的繁荣携手前进。

对《伤寒论》理论体系的认识，必将日益深化，更加科学，能以崭新的形象步入新的时代。

不可回避，由于现代医学的冲击和时代条件的变革，以及传统医学自身的某些缺陷和不足，如学术长期封闭而造成的难与现代科学对话，传统医学的实践阵地有所缩小，尤其《伤寒论》所述的主题——急性外感病，目前单用中医药治疗的机会更少，其作用甚至显的苍白无力。

但是我们应该更加深入细致、广泛地运用《伤寒论》，升华《伤寒论》，开发《伤寒论》，发挥其优势，否则，《伤寒论》就不能发挥应有的作用。

我们不应存在任何成见，应以有利于未来医学的发展为宗旨。未来医学应该是亦中亦西、非中非西的新医学，当然，要达此目的，尚任重而道远。

这需要所有学术者，要有"蜡炬成灰泪始干"的奉献精神。

目前，脚踏实地的探索《伤寒论》的理论体系，仍是一项有益的工作，是推动医学前进的内在动力。

随着时代的发展，《伤寒论》也应该紧跟前进的步伐，我们不应该像欣赏老古董一样，只是喝彩其完美，赞叹其光辉的历史功绩。还应该清除其在历史长河中所蒙受的尘灰污浊及其神秘色彩，使其更具当代实用价值，为未来医学再建功勋。

《伤寒论》的理论基础是阴阳五行，阴阳之主宰是太阳，太阳是时间的决定者。而时间的一维发展，以过去、现在和未来为界；五行源于方位，由四方加中央而成，此三界五行的相互作用蕴含着《伤寒论》三阴三阳的理论体系，严格地说，这应该是太阳系地球上的高层次理论体系。

笔者坚信：

当今科学已可乘宇宙飞船飞向太空，将来也必能冲出太阳系。

传统医学在将来必定能够"跳出三界外，不在五行中"。

那正是从太极到无极的境界，届时现在的太极变成了有极，同时又会有新的无极……现代科学与古代科学思维合璧，是跃入那种境界的良好条件之一。

但愿以易理及阴阳五行合流思想制作的宇宙动态立体模式，能够作为跃入那种境界的一块古老而又新颖的跳板。